医学人文教育的评估与改进

杨宏宇　宋长平　郭　晶　主编

中国科学技术出版社
·北京·

图书在版编目（CIP）数据

医学人文教育的评估与改进 / 杨宏宇，宋长平，郭晶主编 . -- 北京：中国科学技术出版社，2024.9.
ISBN 978-7-5236-0952-1
Ⅰ. R-05
中国国家版本馆 CIP 数据核字第 20246Q380T 号

策划编辑	王晓义
责任编辑	王　琳
封面设计	孙雪骊
正文设计	中文天地
责任校对	邓雪梅
责任印制	徐　飞

出　　版	中国科学技术出版社
发　　行	中国科学技术出版社有限公司
地　　址	北京市海淀区中关村南大街 16 号
邮　　编	100081
发行电话	010-62173865
传　　真	010-62173081
网　　址	http://www.cspbooks.com.cn

开　　本	710mm×1000mm　1/16
字　　数	220 千字
印　　张	13.5
版　　次	2024 年 9 月第 1 版
印　　次	2024 年 9 月第 1 次印刷
印　　刷	涿州市京南印刷厂
书　　号	ISBN 978-7-5236-0952-1 / R·3320
定　　价	89.00 元

（凡购买本社图书，如有缺页、倒页、脱页者，本社销售中心负责调换）

前　言

在科技日新月异的今天，医学领域不断取得令人瞩目的成就，为人类的健康与福祉做出了巨大贡献。然而，随着医学技术的飞速发展，我们愈发意识到医学人文教育在医学教育体系中不可或缺的地位。医学人文教育作为培养医生人文素养、提升其医学伦理意识的重要途径，正逐渐成为医学教育改革的重要方向。医学人文教育旨在促使医生具备深厚的人文素养，使他们在追求医学技术精湛的同时，更加关注患者的情感需求，向患者提供更加人性化的医疗服务。然而，如何科学、系统地评估医学人文教育的效果，如何有效地优化医学人文教育的方法与策略，是当前医学教育领域亟待解决的问题。本书正是基于这样的背景，对医学人文教育的评估与改进进行了全面、深入的探讨。

本书不仅梳理了医学人文教育的发展历程，分析了医学人文教育的重要性，还详细介绍了医学人文教育评估的目的、原则、方法及评估结果的分析与解读。同时，本书还探讨了医学人文教育的课程设置、师资队伍、教育环境建设、实践环节、科研与创新、质量保障体系等方面的内容，为医学人文教育的改进提供了全面的策略和建议。

随着医学模式的转变和患者需求的多样化，医学人文教育需要不断创新和发展，以适应时代的需求。本书在展望医学人文教育发展前景的同时，提出了未来医学人文教育的需求分析、创新和发展方向、实施策略等，为医学人文教育的发展提供了有益的参考。我们相信，通过本书，读者将能够深入了解医学人文教育的评估与改进的全貌，掌握相关的方法和技巧，从而在实际工作中更好地应用。同时，我们也期待更多的医学教育工作者和学者能够关注医学人

技巧，从而在实际工作中更好地应用。同时，我们也期待更多的医学教育工作者和学者能够关注医学人文教育的发展，共同推动医学人文教育的创新和发展，为人类的健康与福祉做出更大的贡献。

  杨宏宇负责本书第一至第二章以及第八至第十章的编写，宋长平负责第三至第五章的编写，郭晶负责第六至第七章的编写。

杨宏宇

2024 年 6 月

目 录 CONTENTS

第一章　医学人文教育概述 / 001
　　第一节　医学人文教育的定义与目标 / 001
　　第二节　医学人文教育的发展历程 / 004
　　第三节　医学人文教育的重要性 / 007

第二章　医学人文教育评估 / 011
　　第一节　评估目的与原则 / 011
　　第二节　评估方法与工具 / 016
　　第三节　评估结果分析与解读 / 023

第三章　医学人文教育课程设置 / 027
　　第一节　课程设置的原则与依据 / 027
　　第二节　课程内容的选取与编排 / 033
　　第三节　课程实施与教学方法 / 049

第四章　医学人文教育师资队伍 / 057
　　第一节　师资队伍的构成与素质要求 / 057
　　第二节　教师培训与专业发展 / 065
　　第三节　教师评价与激励机制 / 071

第五章　医学人文教育环境建设 / 081
　　第一节　教育环境的营造与优化 / 081
　　第二节　校园文化与医学人文教育 / 085
　　第三节　社会资源与医学人文教育 / 090

第六章　医学人文教育实践环节 / 097

第一节　实践教学的意义与形式 / 097
第二节　临床实习与人文关怀 / 100
第三节　社会实践与公益活动 / 106

第七章　医学人文教育科研与创新 / 115

第一节　科研的重要性与创新能力 / 115
第二节　科研方向与选题策略 / 121
第三节　科研成果的评价与应用 / 128

第八章　医学人文教育质量保障体系 / 135

第一节　质量保障体系的构建原则 / 135
第二节　内部质量保障措施 / 139
第三节　外部质量保障机制 / 145

第九章　医学人文教育改进策略 / 155

第一节　人文素养培养策略 / 155
第二节　专业能力提升策略 / 159
第三节　教育模式改革策略 / 166

第十章　医学人文教育未来发展展望 / 171

第一节　医学人文教育的发展现状 / 171
第二节　未来医学人文教育的需求分析 / 177
第三节　未来医学人文教育的创新和发展 / 191
第四节　未来医学人文教育的实施策略 / 202
第五节　结　　论 / 203

参考文献 / 207

第一章 医学人文教育概述

第一节 医学人文教育的定义与目标

（一）医学人文教育的定义

人文教育旨在通过实践活动和意识活动，促进受教育者人性境界的提升、理想人格的塑造以及个人与社会价值的实现。实质上，它是人性教育，核心在于涵养人文精神。它涵盖了语言、文学、艺术、历史、哲学等方面的教育，旨在提高学生的知识水平，并赋予他们思考、创造、表达和与他人交往的能力。而医学人文教育是指在医学教育中融入人文科学知识，强调医学专业人员除了具有医学专业技能，还须具备人文素养和社会责任感。医学人文教育的内容涉及伦理学、哲学、文学、社会学、心理学等多个学科领域，旨在提高医学专业人员的人文素养，促进医患关系的和谐发展。

（二）医学人文教育的目标

医学人文教育的目标，主要包括以下几个方面。

一是增强医学生的人文关怀能力。通过人文社科课程的教学，以及社会实践和志愿服务等活动，培养医学生对患者的关心、尊重和理解，使其提高服务能力和情感沟通能力。通过学习人文社科课程，医学生可以深入了解患者的需求和心理，从而培养对患者的高度关心、尊重和深切理解。这些课程涵盖了社会实践和志愿服务等活动，让医学生能够亲身感知患者的生活，从而更好地理解患者的感受和需求。通过参与这些活动，医学生的服务态度得到了改善，情感沟通能力得到了提高，并学会了如何更好地与患者沟通，了解患者的需求和问题，并提供更好的医疗服务。这种关心和理解，不仅有助于建立更好的医患关系，还可以提高医学生的专业素养和职业能力。因此，通过人文社科课程的学习和实践，医学生的综合素质得到了提高，这为他们未来的职业生涯打下了坚实的基础。

二是培养社会责任感。通过公益活动、学生组织和社团的管理，可以引导医学生关注社会问题，提高社会责任意识和公民素质。不管是参与公益活动，还是学生组织和社团的管理，对于医学生来说，是一种积极向上的行为，能够让他们更加关注社会问题，提高社会责任意识和公民素质。这些活动和组织管理，使得医学生能够在实践中学习如何承担社会责任，提高自身素质，更好地为社会做出贡献。在参与公益活动方面，医学生可以通过参与慈善义诊、无偿献血、志愿者服务等，为社会献出一份力量。通过这些活动，医学生可以了解到社会上存在的各种问题和困难，同时也可以感受到自己为社会做出的贡献。在学生组织方面，医学生可以参与各种学术科技、文化艺术、体育健身等社团的管理和活动策划。这些社团不仅能够丰富医学生的课余生活，还可以培养他们的组织协调能力、人际交往能力和创新思维。在社团管理方面，医学生可以学习如何与人合作、如何制订计划、如何协调资源等。这些经验和技能不仅可以对医学生的学业和职业发展提供重要的帮助，还可以提高他们的领导能力和团队协作能力，这些对于医学生来说，都是非常有益的经历。通过这些活动和组织管理，医学生可以提高自身的素质和能力，更好地关注社会问题并为社会做出贡献。

三是提升沟通和团队合作能力。通过团队合作项目和专业实践，可以加强口头和书面表达能力的培养，锻炼医学生的团队协作能力、领导能力和解决问题的能力。医学生需要具备扎实的医学知识和技能，同时，良好的口头和书面表达能力也是必不可少的。通过参与团队合作项目和专业实践，医学生可以锻炼自己的团队协作能力、领导能力以及解决问题的能力。这些能力对于未来的职业生涯非常重要，因为它们可以帮助医生更好地与同事合作，更好地服务患者，以及更好地解决临床问题。比如在团队合作项目中，医学生可以与其他同学一起工作，共同完成一个任务或项目。这可以帮助他们学习如何与他人合作，如何协调不同的意见和观点，并最终达成共识。这种经验可以帮助医学生在未来的职业生涯中，更好地适应团队合作的环境，并成为团队中的重要成员。通过专业实践，医学生也可以接触到各种不同的临床情况，并学习如何处理这些问题；同时，可以学习如何与患者沟通，如何收集病史和体征，如何诊断疾病，以及如何制订治疗方案。这种经验可以帮助医学生更好地理解医学知识，并将其应用于实践中。此外，在专业实践中，医学生还可以学习如何应对紧急情况，如何应对危机，以及如何做出正确的决策。

四是培养医学生的人文精神，使之具备良好的医德医风，并提升综合素质，包括沟通能力、团队协作能力、创新能力等。为了培养出具备优秀医德医风和综合素质的医学人才，需要在教育和培训中注重多个方面。首先，需要强调医学生必须具备良好的医德医风，这包括尊重患者、诚实守信、廉洁自律、严谨求实等方面的品质。要通过在课程中加入医学伦理、医学道德等元素，以及在实践中注重培养医学生的职业素养，来确保他们具备高度的道德责任感和诚信意识。其次，也要高度重视医学生综合素质的提升，这包括沟通能力、团队协作能力、创新能力等多个方面。在沟通能力的培养方面，需要注重教授医学生如何与患者进行有效的沟通和交流，以及如何通过书面方式准确地传达医疗信息。再次，还要强调医学生需要具备团队协作能力，以便在医疗团队中发挥积极作用。比如，通过组织团队合作项目和团队建设活动，来培养医学生的团队合作精神和沟通能力。最后，还需要注重培养医学生的创新能力，并鼓励医学生不仅掌握传统的医疗技能，而且积极探索新的医疗技术和治疗方法。要通过开展科研项目、举办创新竞赛等活动，来激发医学生的创新意识和创造力，推动医学科学的进步和发展。这些努力将有助于提高医疗服务的整体水平，为人类的健康事业做出更大的贡献。

五是增强医学人文教育工作者的社会责任感，使其更好地服务于社会。医学人文教育工作者是社会中非常重要的群体，他们不仅需要具备专业的医学知识，还需要拥有深厚的人文素养和社会责任感。在当今社会，人们对于医疗服务的需求已经不再仅仅是治愈疾病，更需要得到心灵的关怀和人文的尊重。因此，增强医学人文教育工作者的社会责任感，使其更好地服务于社会，显得尤为重要。首先，医学人文教育工作者需要深刻认识到自己的社会角色不仅仅是医生，更是社会的守护者和引领者。他们的行为和言语会对患者和社会产生深远的影响。因此，他们需要时刻牢记自己的职责和使命，以高尚的医德和人文精神服务于患者和社会。其次，医学人文教育工作者需要不断提高自己的人文素养，需要广泛涉猎文学、哲学、心理学、社会学等学科，不断丰富自己的知识储备和思想内涵。同时，还需要关注社会热点和时事政治，了解社会发展的趋势和民众的需求，从而更好地为患者和社会提供服务。最后，医学人文教育工作者需要积极参与社会公益事业，以实际行动履行社会责任。比如可以参加志愿者活动，捐赠医疗物资，为贫困地区提供医疗服务等，以自己的力量为社会做出贡献。通过增强医学人文教育工作者的社会责任感，使其更好地服务于社会，是新时代的重要任务之一。只有当医学人文教育工作者充满爱心、责任心和人文精神时，社会才能更加和谐、稳定、繁荣。因此，医学人文教育的根本目标，是培养医学生具备全面的人文素质，以便更好地适应医学工作的需要，为患者提供优质的服务，同时提高医学生的职业素养和综合能力。

第二节　医学人文教育的发展历程

医学人文教育的重要性十分明显，并体现在多个方面，比如帮助医生更好地理解患者，包括理解患者的需求、情感和期望，从而提供更为贴心和有效的医疗服务。医学人文教育还可以培养医生的同理心和沟通能力，使他们能够更好地与患者及其家属进行沟通，减少误解和冲突。此外，医学人文教育还可以提高医生的道德素质，使他们能够更好地遵守医疗伦理和职业道德，保障患者的权益。而医学人文教育的发展历程，可以追溯到古希腊的医学家希波克拉底，他的著作《希波克拉底誓言》强调了医生的职业道德和社会责任。然而，直到1913年法国医师人文学会成立，医学人文教育才开始得到重视和发展。随后，加拿大医学家威廉·奥斯勒在1919年发表了《旧人文与新科学》主题演讲，提出了医学人文学者这一概念，强调医学教育和人文学科的相互了解和促进。

在过去的100多年里，医学人文教育经历了三个重大的发展阶段。第一个阶段是从20世纪初至60年代，当时医学人文的讨论还非常有限。第二个阶段是从70年代至90年代，这一时期的医学人文研究主要集中在医疗决策过程中的道德和伦理问题上。第三个阶段是从21世纪初至今，这一时期医学人文的研究重点转向了如何将人文理念融入医疗服务和教育中，以及如何通过改善医患关系来提高医疗服务的质量和效率。而随着科技的进步和医学的发展，如基因编辑、人工智能等技术的应用等，许多新的挑战也不断出现，这些都对医学人文提出了新的要求和发展方向。在这个过程中，医学人文逐渐成为一门独立的学科，并得到了广泛的关注和应用。

医学人文教育是医学教育的重要组成部分，旨在培养医学生的人文素养和职业精神。随着医学模式的转变和人们对医疗服务需求的提高，医学人文教育逐渐受到重视。医学人文教育起源于西方古代哲学和医学思想，古希腊哲学家苏格拉底认为，医学不仅是技术的领域，更是关乎人的生命和健康的艺术。他强调医生应该具备高尚的道德品质和人文素养。文艺复兴时期，人文主义思想兴起，医生被视为文化的代表和文明的传播者。这一时期，医学人文教育开始萌芽。

20世纪初，随着生物医学模式的转变和社会医学的发展，人们开始认识到医学不仅关注疾病的治疗，还涉及人的心理、社会和环境等方面。1948年，世界卫生组织提出了"健康不仅是没有疾病，还包括身体、心理和社会适应的完整状态"。这一概念的形成，标志着医学人文教育的兴起。

20世纪50年代，美国学者恩格尔提出了"生物—心理—社会"医学模式，强调了医学与人文的交叉。在此背景下，医学人文教育逐渐成为一门独立的学科。1970年，美国成立了第一个医学人文学系，随后其他国家也相继设立了相关学科。

20世纪80年代以来，医学人文教育逐渐普及全球各地的医学院校。国际医学教育委员会于1993年制定了《全球医学教育最低基本要求》，将医学人文教育列为重要内容之一。此后，许多医学院校纷纷开设医学人文课程，并开展相关研究和实践活动。

我国医学人文教育起步较晚，但近年来发展迅速。20世纪90年代，我国开始在医学院校中开设人文课程，如哲学、伦理学、社会学等。2008年，教育部颁布了《本科医学教育标准——临床医学专业（试行）》，强调了医学人文教育的重要性。目前，我国许多医学院校已经建立了医学人文教育课程体系，并积极开展相关研究和实践活动。尽管我国医学人文教育取得了一定的进展，但仍面临着诸多挑战。首先，医学院校对医学人文教育的重视程度往往不够，这导致了课程设置和教学质量的不一致。一些医学院校可能更注重医学技术的培训，而忽略了医学人文教育的重要性，这使得医学生在面对复杂的医疗情境时，难以运用人文关怀和人际交往能力去解决实际问题。其次，缺乏具有实践经验和教学能力的专业教师队伍，也是医学人文教育的一个瓶颈问题。医学人文教育涉及的是多学科的交叉领域，需要教师具备丰富的教学经验和深厚的专业知识。然而，现实中这样的教师资源往往不足，导致教学效果不尽如人意。一些医学院校可能更注重教师的医学专业背景，而忽略了其在人文社科方面的造诣，这使得医学人文教育的质量大打折扣。最后，社会环境和医疗制度等因素，也对医学人文教育的实施效果产生着影响。例如，紧张的医患关系、高强度的工作以及繁重的医疗任务，使得医生难以充分关注患者的心理需求，这在一定程度上削弱了医学人文教育的实践价值。同时，不完善的医疗制度也难以保障医生有足够的时间和精力去实施医学人文关怀，这进一步影响了医学人文教育的实施效果。

要提高医学人文教育的质量，需要医学院校、教师、社会和医疗制度制定者等多方面的共同努力。只有通过全面提升对医学人文教育的重视程度、加强专业教师队伍建设、优化社会环境和医疗制度等措施，才能真正实现医学人文教育的目标，培养出更多具备人文关怀和人际交往能力的优秀医生。因此，我国应进一步加强医学人文教育的学科建设，提高教学质量和水平；同时，培养一支具有实践经验和教学能力的专业教师队伍，提高医学人文教育的师资水平。针对当前课程设置和评价体系存在的问题，我国应深化课程改革并完善评价体系。比如在课程设置方面，应增加交叉学科的课程数量和实践环节，强化学生的综合素质培养；在评价体系方面，应建立多元化的考核方式，综合评价学生的知识、能力和素质水平。通过加强国际交流与合作，借鉴国外先进的医学人文教育理念和方法，可以不断提高自身的教育水平并推动国际化发展；与此同时，与国际接轨也将有助于提升我国在国际医学教育领域的影响力和地位。

第三节　医学人文教育的重要性

（一）培养医学生的人文素质和科学素质

通过开展医学人文教育，可以培养医学生的人文素质和科学素质。通过医学人文教育，医学生能够更好地理解人类生理和心理现象，理解健康和疾病的关系，并理解医生在诊断和治疗过程中所面临的伦理和道德问题。这些知识和理解，能够使医学生在未来的职业生涯中更好地为患者服务，同时提高人员的职业素养和道德水平。医学人文教育不仅让医学生掌握更多的医学知识，还注重培养医学生的同情心、责任感和良好的沟通能力。通过学习医学伦理学、医学心理学、医学社会学等人文社科方面的知识，医学生能够更好地理解患者的需求和情感，更准确地评估患者的病情和心理状态，从而为患者提供更加全面、个性化的医疗服务。此外，医学人文教育还注重培养医学生的批判性思维和创新能力。通过学习医学史、医学哲学、医学人类学等学科的知识，医学生能够更加深入地了解医学的本质和发展历程，认识到医学的科学性和人文性，从而更好地应对未来医学领域的挑战和变革。因此，医学人文教育是培养优秀医生不可或缺的一个环节，通过加强医学生的医学人文教育，可以提高人员的职业素养和道德水平，为患者提供更好的医疗服务，从而推动医学事业的持续发展。

（二）推动医学事业的发展

医学人文教育不仅关注疾病的治疗，更关注人的全面发展，强调对患者的关爱和尊重。这种以患者为中心的医疗服务理念有助于推动医学事业的发展，使医疗过程更加人性化，更加符合患者的需求。医学人文教育的重要性，不仅在于它教导医生们如何治疗疾病，更在于它强调人的全面发展，尊重并关爱每一个患者。这种以患者为中心的医疗服务理念，推动了医学事业的进步，使医疗过程更加人性化，更能满足患者的需求。在医学人文教育的熏陶下，医生们不再仅仅是治疗疾病的专家，更是懂得倾听患者心声、理解患者需求的关怀者，通过将患者的健康和幸福置于首位，用充满人性化的服务，让患者在治疗过程中感受到尊重和关爱。医学人文教育还培养了医生们的沟通技巧和人际交往能力。在与患者交流时，相关医务人员不仅用专业的医学知识解答患者的问题，更用温暖的语言和关切的态度，给予患者精神上的支持。这种充满人文关怀的医疗服务，让患者在治疗过程中感到安心和信任。此外，医学人文教育还鼓励医生们关注患者的心理健康。在疾病的治疗过程中，医生们不仅关注患者的生理状况，也关注患者的心理状态。医务工作人员用专业的心理学知识，帮助患者调整心态，积极治疗。这种全面的关注和关怀，让患者在治疗过程中充满信心和勇气。因此，医学人文教育培养一种以患者为中心的医疗服务理念，更强调对患者的关爱和尊重。这种理念推动了医学事业的发展，使医疗过程更加人性化，更能满足患者的需求。

（三）构建和谐的医患关系

医学人文教育，强调医患之间的沟通和互动，有利于构建和谐的医患关系。该教育要求医生理解和尊重患者的需求和情感。这种教育理念有助于培养医生的同理心和沟通能力，从而在职业生涯中构建和谐的医患关系。在医学人文教育中，培养医生的沟通技巧很重要，提升医生的人文素养也很重要，这要求医生能够更好地理解患者的需求和情感。在现代医学中，医生不仅要具备专业的医学知识，更需要具备强烈的人文关怀和良好的沟通能力。尤其是在医学人文教育的课堂上，医生们会学习如何与患者进行有效的沟通，理解患者的心理需求，以及如何尊重和理解患者的情感。这种教育强调的是医患之间的互动和交流，通过模拟真实的医疗场景，让医生们掌握与患者沟通的技巧。因此，医学人文教育的重要性，不仅在于培养医生的同理心和沟通能力，更在于提升医生的人文素养。医生们需要理解患者的文化背景、生活习惯、社会环境等因素，以便更好地为患者提供个性化的治疗方案。这种教育理念有助于培养医生的综合素养，使相关人员能够在未来的职业生涯中更好地为患者服务。在未来可以看到更多的医学教育机构将医学人文教育纳入课程体系，并培养出更多具备人文关怀能力和沟通技巧的医生。

（四）培养优秀的医务工作者

医学人文教育不仅关注医学生的知识和技能，更关注他们的道德和人文素养。这种教育理念有助于培养出更多具有社会责任感、同理心和良好人际交往能力的优秀医务工作者。医学人文教育强调的是在医疗实践中对人的全面关注和尊重，它超越了纯医学技术的层面，进入对人的情感、心理、社会和道德等各个方面的理解和尊重。这种教育理念不仅让医学生掌握扎实的医学知识和技能，更注重培养他们的道德观念和人文素养，使其在面对患者时，能够充分理解患者的心理和生理需求，提供更为贴心和全面的医疗服务。医学人文教育的推广和实践，对于提高医疗质量和改善医患关系具有重要意义。一方面，可以帮助医学生树立正确的价值观和职业操守，让他们在未来的职业生涯中，始终保持对患者的尊重和关爱，避免医疗过程中的冷漠和疏离；另一方面，医学人文教育还可以培养医学生的同理心和共情能力，让他们能够更好地理解患者的痛苦和关心患者的需求，从而提供更为精准和个性化的医疗服务。此外，医学人文教育还强调医学生的人际交往能力培养。在医疗实践中，医生需要与患者、家属以及其他医护人员频繁沟通和协作，这种交流不仅需要专业的医学知识，更需要良好的沟通技巧和人际交往能力。医学人文教育通过提供相关的课程和实践机会，帮助医学生提高自己的人际交往能力，更好地适应医疗工作的需要。从这里就可以看出，医学人文教育是一种全面而深刻的教育理念，它在关注医学生的知识技能的同时，更注重人员的道德和人文素养的培养。这种教育理念的推广和实践对于提高医疗质量、改善医患关系，以及培养更多具有社会责任感、同理心和良好人际交往能力的优秀医务工作者，都具有非常重要的意义。

医学人文教育对于提高医学生的综合素质、推动医学事业的发展、构建和谐的医患关系以及培养优秀的医务工作者都具有重要的意义。通过培养医学生对人类情感、社会文化、伦理道德等方面的理解与尊重，医学人文教育有助于塑造更加全面、负责任的医学从业者。这样的培养目标不仅有助于提升医学生的专业水平，还能够推动医学事业的发展，为患者提供更加人性化的医疗服务。而构建和谐的医患关系，是医学人文教育的另一个重要目标。在当今社会，患者对医疗服务的需求日益增长，医患关系也因此变得越来越复杂。通过加强医学人文教育，也可以培养医学生的沟通技巧和人际交往能力，使其更好地理解患者的需求和情感，从而建立更加和谐的医患关系。应利用医学人文教育，培养医学生的价值观、责任感和同情心，帮助其成为真正意义上的优秀医务工作者，从而为社会做出更大的贡献。尤其是在这个日新月异的时代，医学人文教育的重要性越来越凸显。为了适应新时代的需求和患者的期望，必须加强对医学生的医学人文教育，以培养出更多具备全面素质的医学人才。

第二章 医学人文教育评估

第一节 评估目的与原则

（一）评估目的

首先，对医学生进行人文素质教育是促进学生全面发展的基本要求。人类社会正步入知识经济时代，我国正在构建以人为本的和谐社会，这就要求科学教育与人文教育相互融合，提高医学生人文素养，把他们培养成为尊重人类、尊重生命、具有爱心和高尚职业道德的人类健康的守护者。其次，对医学生进行人文素质教育是提高未来医务人员道德水平的客观要求。高等医学教育以培养德才兼备的医学人才为己任。在医疗实践中，医德与医疗技能相辅相成，缺一不可。在高新技术突飞猛进的今天，整个医疗卫生体系对疾病的防治水平有了很大的进步，这对所有医疗卫生人员的职业道德提出了更高的要求。纵观古今中外，医德所要求的具体内容与人文素质教育的目标和内容也是一致的，这就要求医学教育从开始就要加强医学生人文素质教育，打好职业道德的基础。最后，加强和改进医学生人文素质教育，提高他们的人文素质，把学生培养成为我国医学卫生事业合格的建设者和可靠接班人，对不断深化医疗卫生事业改革和发展、促进社会进步具有重大而深远的意义。因此，医学人文教育评估，对于确保医学教育质量、培养合格的医学人才以及推动医疗卫生事业的持续发展，都具有极其重要的应用意义。

医学人文教育评估的目的，是通过系统地收集、整理和分析教育评估结果，全面了解医学人文教育的实施情况，发现教育过程中存在的问题和不足，为改进医学人文教育提供依据和指导。医学人文教育评估的目的，不仅是了解教育实施的情况，更是为了发现教育过程中的问题和不足，为改进教育提供依据和指导。通过评估，可以更加深入地了解学生对医学人文知识的掌握情况，以及对医学人文教育的需求和期望。同时，还可以发现教育过程中存在的问题和不足，例如课程设置不够合理、教学方法不够生动有趣等，这些问题都需要及时发现并采取措施加以解决。而医学人文教育评估的结果，不仅可以用于改进医学人文教育，还可以用于衡量医学人文教育的质量和水平。通过与其他医学院校的评估结果进行比较，可以了解到自己的教育质量水平，发现自己的优势和不足，从而更好地改进自己的教育。此外，医学人文教育评估结果还可以为医学院校的领导和教师提供决策和教学参考，帮助他们更好地规划和管理医学人文教育，提高教育质量和水平。因此，医学人文教育评估是医学人文教育的重要组成部分，有助于全面了解医学人文教育的实施情况，发现教育中存在的问题和不足，为改进教育提供依据和指导。通过认真对待医学人文教育评估，不断改进教育，可以显著提高教育质量和水平。

（二）评估原则

医学人文教育的评估原则包括多个方面。

一是科学性原则。评估方法应符合教育科学的基本原理，评估指标应具有科学性和可操作性。在医学教育中，要关注患者的尊严、体面和生存质量，并给出全套的医疗方案。这需要医生不仅关注数据和指标，还要进行整体考虑，将科学性和人文性结合起来。科学赋予人文以力量，体制以温情推动更多人享受医学的福祉。

二是客观性原则。评估应基于客观事实和数据，避免主观臆断和偏见。客观性原则在医学人文教育中，主要是指通过尊重医学人文的客观事实，以客观的态度和科学的方法，探究和认识医学中的人性、伦理、社会等问题。这一原则强调对医学人文现象进行客观、实证的研究，以揭示医学人文的本质和规律。具体来说，这一原则包括很多方面，如尊重客观事实、倡导科学方法、强调证据支持、关注现实问题等。在医学人文教育中，应当以客观事实为基础，避免主观臆断和偏见；通过运用科学的方法，探究医学人文现象，包括观察、实验、调查、文献研究等。医学人文教育还需要以证据为基础，对各种医学人文现象进行科学验证，以确保证据的可靠性和有效性。医学人文教育应当关注现实中的医学问题，如医疗伦理、医患关系、医疗政策等，以促进医学事业的健康发展。因此，医学人文教育的客观性原则，是医学教育的基本要求之一，有助于提高医学生的综合素质和能力，促进医学事业的发展。

　　三是公正性原则。评估应遵循公正、公平、公开的原则，确保评估结果的公正性和可信度。医学人文教育的公正性原则是指，在医学人文教育的实践过程中，坚持公正、平等地对待每一位学习者。具体来说，这一原则要求在医学人文教育中，不因学习者的性别、年龄、种族、宗教信仰、社会经济地位等因素，对其产生歧视或偏见，而是根据他们的实际需求和能力，提供相应的学习机会和资源。同时，公正性原则也强调在评价学习者的表现和成果时，应采用统一的标准和程序，避免主观偏见和歧视。此外，公正性原则还涉及医学人文教育资源的分配问题。教育资源应该根据实际情况进行合理配置，确保每一位学习者都能获得公平的学习机会和资源。不应该因某些学习者的特殊背景或身份，对其提供不公正的待遇，而是应该根据实际需求和能力来分配资源。医学人文教育的公正性原则，是确保每一位学习者能够平等地接受医学人文教育的重要保障。只有在公正平等的基础上，才能实现医学人文教育的真正价值和意义。

　　四是系统性原则。评估应具有系统性和全面性，涵盖医学人文教育的各个方面和环节。医学人文教育的系统性原则，主要是指在教育过程中需要将医学科学与医学人文进行有机结合，不能碎片化。具体来说，医学的本质不仅是科学，更是以科学为基础的人文艺术。因此，医师需要具备丰富的医学知识，跟得上最新的医学进展，还要具备人文素养，关心患者在各种状况下所面对的困难。医学教育是培养未来医生的重要途径，因此必须始终坚持临床教学和提升岗位能力。临床教学是指通过实践操作和现场案例来教授学生医学知识和技能，让学生能够更好地掌握医学理论和实践操作技能。同时，提升岗位能力是医学教育的重要目标之一，通过培养学生的综合素质和职业技能，使他们具备适应未来医疗岗位的能力和素质。在医学教育中,必须将临床教学和提升岗位能力相结合,以实现培养高素质医学人才的目标。通过将医学科学与医学人文进行有机结合,并坚持临床教学和提升岗位能力的核心教育理念,可以提高医疗质量,有效提升人民的健康水平。

五是发展性原则。评估不仅应关注当前的教育效果,还应关注医学人文教育的长远发展和潜力提升。而医学人文教育的发展性原则是指,在医学人文教育中,不仅要关注学生的知识掌握和技能提升,还要重视学生的全面发展,包括情感、态度、价值观等方面的培养。这一原则强调在医学人文教育中,要充分考虑学生的个体差异和成长需求,以促进学生的全面发展为目标,注重培养学生的创新精神和实践能力,帮助工作者树立正确的价值观和职业操守,提高医学人文素养和社会责任感;同时,还要关注学生的心理健康和人际交往能力,帮助其建立良好的人际关系,提高自我认知和自我管理能力。

六是可操作性原则。评估方法应具有实际可操作性,能够在实际工作中得到广泛应用和推广。医学人文教育的可操作性原则是指,在教学设计和实施过程中,应注重医学人文教育的实用性和可操作性,以确保其在实际应用中能够发挥应有的作用。具体来说,可操作性原则应考虑以下几方面。首先,教学目标要明确。医学人文教育的目标应该明确无误,具体而微,并且可以衡量,以确保教学过程中的方向性和目标性。这些目标应该能够被清晰地阐述和解释,以便教师和学生都能够理解并遵循。同时,这些目标还应该能够被持续评估和调整,以适应不同阶段的教学需求和学生群体的特点。通过这种方式,医学人文教育将更加有针对性和实效性,有助于提高医学生的职业素养和社会责任感。其次,要保证教学内容实用。教学内容应该与医学实践紧密相连,以实用性和针对性为主要特点,确保学生能够将所学知识成功地应用到未来的实际工作中。为了实现这一目标,教学内容应该涵盖各种医学领域的核心知识点,同时强调临床实践和病例分析,帮助学生培养解决实际问题的能力。此外,教学内容还应该注重培养学生的沟通技巧、团队协作和职业道德等方面的素质,使他们成为全面发展的医学人才。最后,教学方法应该是灵活多样的,要通过不同的教学方式来激发学生的学习兴趣和积极性。除了传统的课堂讲授方式,教师还可以采用案例分析、小组讨论、角色扮演等多种教学方法,以帮助学生更好地理解和掌握知识。这些教学方法可以让学生更加主动地参与到学习中来，提高他们的学习效果和学习质量。同时，这些教学方法还可以帮助学生培养团队合作能力、沟通能力和解决问题的能力，从而更好地适应未来的工作和社会发展。教学评估应具有可操作性，采用多种评估方式，如考试、问卷调查、学生互评等，以全面了解学生的学习情况并反馈教学效果。为保障医学人文教育的可操作性，应提供充足的教学资源，如师资力量、教材教具、实践基地等，以确保教学的顺利进行。可操作性原则要求教师在教学设计过程中，注重教学目标的具体化、教学内容的实用性、教学方法的多样性、教学评估的可操作性和教学资源的保障，以确保教学的实用性和可操作性。

七是反馈性原则。评估结果应及时反馈给相关人员，以便及时调整和改进教育计划和方法。在医学人文教育过程中，通过对教育内容、方式、效果等方面的反馈，可以不断调整和优化教育过程，以达到提高教育质量和效果的目的。具体来说，反馈性原则要求在医学人文教育过程中，重视对教育内容的反馈。通过对学生教育内容的掌握情况和反馈意见进行细致的分析，教育工作者可以及时调整和优化教育内容，使其更符合学生的实际需求和期望。这种灵活的调整方式，能够确保教育内容更加贴合学生的实际情况，提高教育质量，同时也有助于激发学生的学习兴趣。具体而言，教育工作者可以通过观察学生的表现和反应，了解学生对教育内容的掌握情况。当发现学生在某些方面存在困难或缺乏兴趣时，可以及时调整教育内容，加强相关方面的讲解和训练。同时，通过收集学生的反馈意见，教育工作者可以了解学生对教育内容的看法和建议，从而对教育内容进行优化和改进。这种及时调整和优化教育内容的方法，有助于提升学生的学习效果和兴趣，同时也有助于促进教育工作的不断发展和进步。对于教育工作者来说，掌握灵活调整教育内容的方法是非常重要的。同时，还要重视对教育方式的反馈。通过对教育方式的接受情况和反馈意见进行细致的分析，可以及时调整和优化教育方式，使其更加符合学生的特点和习惯。这种灵活的教育方式，能够更好地满足学生的个性化需求，提高学习效果和满意度。同时，这种教育方式还能够增强学生的学习动力和自信心，激发学习兴趣和热情。因此，应该积极探索和应用这种灵活的教育方式，为相关人员提供更好的教育服务。最后，还要重视对教育效果的反馈。通过收集和分析学生对教育效果的评估和反馈意见，教育工作者可以更及时地了解和掌握教育过程中存在的一些问题和不足，从而及时调整和优化教育过程，以提升教育质量和效果。这种反馈机制不仅有助于学生取得丰硕的学习成果，还可以增强学生的学习动力和自信心，促进学生的全面发展和成长。此外，通过对反馈意见的细致分析和深入挖掘，教育工作者还可以发现一些潜在的问题和挑战，及时采取有效的措施加以解决和应对，从而更好地满足学生的学习需求，提高教育质量。通过获取学生的反馈意见和教育效果评估结果，可以更好地调整和优化医学人文教育过程。

医学人文教育评估是一项至关重要的工作，旨在提高医学人文教育的质量，优化教育效果，确保学生能够充分掌握医学人文知识，培养出具有充分的人文关怀和高度的医学伦理精神的医学人才。这项评估工作不仅关注学生的知识水平，还关注学生的情感、态度和价值观等方面的发展，帮助他们成为全面发展的医学人才。通过评估，可以了解医学人文教育的实际效果如何，以及哪些方面需要改进。这有助于教育工作者制定更加有针对性的教学计划和措施，以促进医学人文教育与医学实践的有机结合。通过将医学人文教育贯串于整个医学教育过程中，可以培养出更加具有人文关怀能力和医学伦理精神的医学人才，为患者提供更加全面、人性化的医疗服务。此外，医学人文教育评估，还可以促进不同医学院校之间的交流和合作，分享经验和资源，共同提高医学人文教育的水平。通过评估，可以发现自己在医学人文教育方面的不足之处，并学习其他先进医学院校的成功经验，不断完善自己的教育体系。因此，医学人文教育评估是一项非常重要的工作，对于提高医学人文教育的质量和效果、培养具有人文关怀能力和医学伦理精神的医学人才具有至关重要的作用。通过高度重视这项工作，积极开展评估并不断改进教育体系，可以为培养出更加优秀的医学人才做出贡献。

第二节　评估方法与工具

随着医学模式的转变和人文精神的回归，医学人文教育在医学院校的教学中变得越来越重要。医学人文教育旨在培养医生对患者的全面理解，关注疾病对患者生活、心理、社会关系和环境的影响。然而，如何有效地评估医学人文教育的效果，一直是教育者和研究者面临的一个难题。评估医学人文教育的效果需要考虑到多个方面，包括学生对人文知识的掌握程度、对患者的理解能力、沟通技巧和职业素养等。传统的评估方法往往依靠考试成绩和课程作业等量化指标，但这些指标并不能完全反映医学人文教育的实际效果。因此，需要开发更加全面和有效的评估方法。

一种可能的评估方法是，让学生参与到实际的临床实践中，观察他们的表现并收集反馈。这种方法可以真实地反映出学生在医学人文方面的能力和素养，同时也能够让他们在实际操作中更好地理解和应用医学人文知识。此外，还可以通过问卷调查和访谈等方式，收集医生和患者对医学人文教育的反馈，以便更好地改进和完善教育内容和方法。因此，在评估医学人文教育的效果时，需要采用多种方法和指标，包括量化指标和非量化指标、内部反馈和外部反馈等。只有这样才能够更加全面地了解医学人文教育的实际效果，为提高医疗服务质量做出更大的贡献。

（一）评估方法

具体的评估方法主要包括三种，分别是综合考试评估法、临床观察评估法以及自我评估和互评法。

综合考试评估法是一种常用的评估方法，通过定期的笔试、面试和临床实践评估等方式，对学生的学习成果进行综合评价。在医学人文教育中，可以通过设置涵盖医学人文知识、临床沟通技巧、医患关系处理等内容的主观题和客观题，来测试学生对医学人文知识的掌握程度和运用能力。医学人文教育是一种关注医学领域中人的尊严、价值、命运的学科，它强调对医学生的全面培养，包括医学知识、技能和人文素养等方面的教育。综合考试评估法是一种全面的评估方法，可以用于医学人文教育中的评估和反馈。例如，某医学院在医学人文教育方面采用综合考试评估法，旨在评估医学生的医学人文素养和综合能力。该考试评估法涉及多个方面，如医学基础知识、临床技能、沟通能力、人文素养等。医学生小明参加了医学人文课程的综合考试，表现出色，除了医学基础知识掌握不够扎实，其他方面都表现得较好。该案例表明，综合考试评估法可以全面评估医学生的医学人文素养和综合能力。通过评估，可以发现医学生的不足之处，从而促使其改进和提高。在这个案例中，小明在医学基础知识方面存在不足，需要在今后的学习中加强基础知识的学习和巩固。通过评估反馈，医学生可以了解自己的不足之处并加以改进，提高自己的医学人文素养和综合能力。同时，教育者也可以根据评估结果调整教学内容和方法，提高教学质量和效果。

临床观察评估法是一种对学生在临床实践中的表现进行观察和评估的方法。在医学人文教育中，教师可以通过观察学生在临床实践中的表现，评估学生对医学人文知识的运用能力，如医患沟通技巧、病情告知、伦理决策等。临床观察评估法在医学人文教育中的应用，可以帮助医学生更好地理解患者，提高医患沟通能力和临床决策能力。以下是几个应用临床观察评估法的医学人文教育案例。

案例一：一位老年患者来到医院，主诉症状是尿频、尿急和尿痛。根据临床观察评估法，医生需要关注患者的症状表现、体态、表情、言语等细节，并询问患者的病史、家族史和生活习惯等信息。通过了解患者的具体情况，医生可以更准确地诊断疾病，制订出更加个性化的治疗方案。在这个过程中，医生需要关注患者的情感需求，给予安慰、鼓励和支持等，以帮助患者更好地应对疾病带来的压力。

案例二：一位年轻医生在实习期间，跟随一位经验丰富的老医生进行临床实践。在医治一位慢性病患者时，老医生通过细致入微的临床观察，发现了患者潜在的健康问题并及时采取措施予以解决。在这个过程中，年轻医生不仅学习了如何关注患者的身体状况，还学会了如何与患者进行有效的沟通和建立信任关系。通过这个案例，年轻医生可以更好地理解医学人文教育在临床实践中的重要性。

案例三：一位医生在医治一位重症患者时遇到了困难。通过临床观察，医生发现患者的病情不断恶化，但患者和家属却不愿意接受现实及配合积极治疗。在这个过程中，医生需要运用医学人文教育的知识，关注患者的情感需求，与患者和家属进行有效的沟通和心理疏导，帮助他们正确认识病情并积极配合治疗。通过这个案例，医学生可以更好地理解医学人文教育在临床实践中的重要性和应用价值。

　　从上述案例就可以看出，通过学习医学人文相关知识，医学生可以更好地达到现代医学模式对医生的要求，为患者提供更加优质的医疗服务。医学人文教育是一种注重医患沟通、关注患者心理和情感需求的医学教育方式。通过学习医学人文知识，医学生可以培养出更为敏锐的观察力和人际交往能力，从而更好地理解患者的需求和情感。如今医学模式已经从传统的生物医学模式向"生物—心理—社会"医学模式转变。医生不仅要关注患者身体的疾病，还要关注患者的心理和社会因素对疾病的影响。因此，医生需要具备更好的人际交往能力和更全面的医学知识，以提供更为全面和个性化的医疗服务。而通过医学人文教育，医学生可以更好地掌握如何与患者建立信任和合作关系、如何了解患者的需求和情感，以及如何提供更为个性化的医疗服务。这些技能对于医学生未来的职业生涯非常重要，可以帮助他们更好地为患者提供优质的医疗服务。此外，医学人文教育还可以帮助医学生更好地理解医学伦理和道德问题。医生在为患者提供医疗服务时，常常会面临各种伦理和道德的抉择。通过医学人文教育，医学生可以更好地了解这些问题的本质和解决方法，从而更好地为患者提供优质的医疗服务。

　　自我评估和互评法是一种让学生对自己的学习成果进行自我评价，同时与其他学生进行互相评价的方法。在医学人文教育中，教师可以引导学生进行自我反思和总结，同时组织学生进行小组讨论和互评，以促进学生对医学人文知识的深入理解和运用。自我评估和互评法在医学人文教育中的应用，可以帮助医学生提高自我认知，培养批判性思维，提升人际交往能力，同时也可以促进教育质量的提高。其中，自我评估是指医学生根据一定的标准，对自己的学习、行为和表现进行自我评价。这种评价方法可以帮助医学生提高自我认知，了解自己的优点和不足，从而制订更有效的学习计划和职业规划。在医学人文教育中，教师可以引导医学生根据人文素质的评价标准，对自己的学习过程和表现进行反思和评估。例如，医学生可以评估自己在医学伦理、医患沟通、团队协作等方面的表现，以及自己在面对生死、疾病等情境时的情感反应和应对能力等。互评则是指医学生之间相互评价对方的学习、行为和表现。这种评价方法可以帮助医学生了解他人的观点和看法，培养批判性思维和团队协作能力。在医学人文教育中，教师可以组织医学生进行小组讨论或团队项目，并要求他们评价彼此的表现，如医学生可以评价同组人员在医学伦理决策、医患沟通技巧、医疗团队协作等方面的表现。通过互评，医学生可以更全面地了解自己的优点和不足，从而有针对性地提高自己的人文素质。

例如，某医学院校开展了一门名为"医学人文素质培养"的课程，该课程旨在提高医学生的人文素质，帮助他们更好地适应现代医学模式的要求。在该课程中，教师采用了自我评估和互评法来评估医学生的学习效果。教师引导医学生根据一定的标准，对自己的学习过程和表现进行反思和评估。例如，医学生需要反思自己在医学伦理方面的决策过程、在医患沟通中的表现、在团队协作中的角色等。同时，教师还组织医学生进行小组讨论或团队项目，要求他们评价彼此的表现。例如，医学生可以评价同组人员在医学伦理决策、医患沟通技巧、医疗团队协作等方面的表现。通过自我评估和互评法的应用，医学生不仅提高了自我认知和批判性思维，还培养了团队协作能力和人际交往能力。此外，教师通过这些评价结果也能够了解医学生的学习情况和需求，从而有针对性地调整教学方法和内容，提高教育质量。

（二）评估工具

医学人文教育中，评估工具包含三种形式，分别是量表评估工具、问卷调查评估工具、案例分析评估工具。

量表评估工具是一种定量的评估工具，通过对学生的行为表现进行评分，来评估学生的学习成果。在医学人文教育中，教师可以根据具体的教学内容和目标，设计涵盖医学人文知识、沟通技巧、伦理决策等方面的量表，来对学生的表现进行评分。量表评估工具在医学人文教育中的应用具有重要意义。首先，通过量表评估，教师可以清楚地了解学生在医学人文方面的学习成果，包括对医学人文知识的掌握程度、沟通技巧的运用能力以及伦理决策的能力。这有助于教师根据学生的实际情况调整教学策略，提高教学效果。其次，量表评估工具的使用，可以促进学生的自我反思和改进。当学生通过量表评估了解到自己的不足之处时，可以更加明确地知道自己的学习目标和方向，从而更加积极地参与学习过程。这不仅可以提高学习成绩，还可以培养自主学习能力和终身学习的意识。再次，量表评估工具还可以为教学质量的提高提供参考。通过对学生的表现进行评分，教师可以发现教学中存在的问题和不足之处，进而改进教学方法和手段，提高教学质量。最后，量表评估工具还可以为学校管理层提供决策依据，例如用于选拔优秀学生、评定教师的教学水平等。量表评估工具在医学人文教育中具有广泛的应用前景，不仅可以用于评估学生的学习成果，还可以促进学生的自我反思和改进，提高教学质量，为学校管理层提供决策依据。因此，教师应该充分认识到量表评估工具的重要性，并在医学人文教育中积极推广使用。

量表评估工具在医学人文教育中的应用，可以帮助教师和学生了解教学效果，提高教学质量。例如，教师设计和使用量表评估工具，评估学生的课堂参与度、学习成果和人文关怀能力。首先，关注课堂参与度评估。教师设计一个包含多个问题的量表，用于评估学生在课堂上的参与情况。例如，问题可以包括"你是否积极参与课堂讨论？""你是否能够提出有建设性的意见？"等。通过学生的自我评价和同学之间的相互评价，教师可以了解学生的课堂参与情况，从而调整教学方法和策略。其次，进行学习成果评估。教师设计和使用量表评估工具，用以评估学生的学习成果。可以设计一个包含知识理解、技能掌握、价值观形成等方面的量表，用于评估学生的学习成果。通过学生的自我评价和教师对学生的观察评估，教师可以了解学生的学习进展和困难，从而提供及时的反馈和指导。再次，还要进行人文关怀能力评估。教师设计和使用量表评估工具，评估学生的人文关怀能力。例如，教师可以设计一个包含同理心、沟通能力、团队协作等方面的量表，用于评估学生的人文关怀能力。通过学生的自我评价和教师对学生的观察评估，教师可以了解学生的关怀能力和不足之处，从而提供针对性的培训和支持。通过量表评估工具的应用，教师可以更好地了解学生的学习状态和需求，从而提供更加个性化和有效的指导和支持。最后，学生也可以更好地了解自己的学习进展和不足之处，从而调整学习方法和策略，提高学习效果和质量。

问卷调查评估工具是一种定性的评估工具，通过让学生填写问卷，来收集学生对自己学习成果的反馈。在医学人文教育中，教师可以设计涵盖学生对医学人文知识的理解和运用能力、学习体验等方面的问卷，来了解学生的学习情况和反馈。问卷调查评估工具中，通常采用的是量表。学生根据自身学习成果进行评分或选择相应的选项。通过这种方式，教师可以收集到学生对自己学习成果的反馈，并且可以对收集到的数据进行定性和定量分析。在问卷设计过程中，教师需要考虑到学生的实际情况和需求，设计合理的量表和问题，并且需要在问卷中涵盖医学人文知识的多个方面。同时，教师还需要在分析数据时，仔细考虑学生的个体差异和主观性，从而得出更为准确的结果。通过使用问卷调查评估工具，教师可以更好地了解学生的学习情况和反馈，并且可以根据收集到的数据进行教学调整和改进，这对于提高医学人文教育质量具有重要意义。

问卷调查评估工具在医学人文教育中的应用，可以帮助教师和学习者了解人文教育的效果和改进方向。例如，某医学院校开展了一门关于医患沟通的医学人文课程，旨在提高学习者的沟通能力。课程结束后，教师使用问卷调查评估工具对学习者进行调查，以了解课程的效果和学习者的反馈。在问卷设计中，主要包括以下部分：基本信息，也就是学习者的姓名、年龄、性别、专业等；学习者的自我评价，主要是针对医患沟通技能、自信心、学习收获等方面设置问题，如"您认为自己在这门课程中学会了哪些沟通技巧？""您对这门课程的满意度如何？"等；学习者的反馈意见，是指让学习者提出对课程的建议和意见，如"您认为哪些方面需要改进？""您希望增加哪些内容？"等；教师的评价，主要是教师对学习者的表现进行评价，如"您认为学习者的沟通技能是否有所提高？""您对学习者的表现是否满意？"等。

问卷调查结束后，可将数据录入计算机，使用统计分析软件对数据进行处理和分析。可以计算百分比、平均数、标准差等指标，以了解学习者对课程的评价和反馈情况。通过分析问卷调查数据，可以得出以下结论：大部分学习者认为自己在课程中学会了医患沟通技巧，自信心得到了提高，学习收获很大；同时，学习者也提出了一些改进意见，如增加实践机会、改进教学方法等；教师对学习者的表现普遍比较满意。根据上述结果，可以得出结论：该门医患沟通人文课程效果良好，但仍须在某些方面进行改进。教师可以根据学习者的反馈意见进行课程调整和改进，以更好地满足学习者的需求和提高学习效果。

案例分析评估工具通过让学生分析真实的医疗案例,来评估学生对医学人文知识的运用能力和解决问题的能力。教师可以选取具有代表性的医疗案例,引导学生进行分析和讨论,以促进学生对医学人文知识的深入理解和运用。

医学人文教育的评估方法和工具是多种多样的,教育者和研究者需要根据具体的教学内容和目标,选择合适的评估方法和工具,以有效地评估学生的学习成果。同时,还需要不断探索和创新评估方法和工具,以适应医学人文教育的不断发展和完善。

第三节　评估结果分析与解读

医学人文教育在当今医疗环境中扮演着至关重要的角色,强调对患者的全面理解,包括理解其身体状况、心理需求、社会背景和生活方式等方面。为了提高医疗服务的质量和效率,对医学人文教育的评估至关重要。

近期一项针对全国范围内医学院校的相关评估显示,大部分学校的医学人文教育都存在一定的问题,主要表现在以下几个方面:课程设置不够完善,教师队伍缺乏人文素养,以及学生对于人文精神的认同感不足。其评估结果还显示,这些问题在不同类型的医学院校中都存在,包括重点和非重点院校,公立和私立学校。

对于上述评估结果,可以从以下几个方面进行解读。

首先是课程设置方面。如果医学院校的课程设置没有充分考虑到医学人文教育的重要性,那么学生在学习过程中就可能会忽略对患者全面理解的重要性。这意味着,如果医学院校的课程设置不够完善,没有注重医学人文教育的培养,那么学生就可能会忽略患者的情感、社会背景、生活方式等方面,从而无法为患者提供全面的医疗服务。因此,完善课程设置是提高医疗服务质量的关键。将医学人文教育与医学科学教育相结合,可以让学生在学习医学知识的同时,更好地理解患者的需求和情感,提高医疗服务的质量和水平。这种结合不仅可以提高学生的综合素质,还可以为患者提供更加全面、人性化的医疗服务。

其次是加强建设教师队伍。教师不仅是传授知识的人，更是学生成长过程中的重要引导者。他们的言行举止会直接影响到学生的价值观、人生观和世界观。如果教师队伍缺乏人文素养，那么学生就可能无法接受充分的人文教育。人文教育是旨在培养人的文化素养、人文精神并丰富人文知识的重要教育。它帮助人们理解并尊重不同的文化、价值观和人类经验，培养人们的批判性思维和解决问题的能力。在医学领域，人文教育更是不可或缺的一部分，因为它有助于培养出更加有同理心、更加关注患者需求的医生。因此，提高教师的人文素养，让他们成为医学人文教育的积极推动者，是非常重要的。只有这样，才能确保学生接受全面、深入的医学人文教育，更好地为患者服务。

最后是学生认同感。学生对人文精神的认同感，是医学人文教育成功的重要标志，如果学生在接受医学人文教育的过程中，缺乏对人文精神的深刻理解和认同，那么在未来的医疗服务中，很可能无法充分考虑患者的需求和感受，甚至可能忽略患者的心理和精神健康。这种情况将严重影响医疗服务的质量和患者的满意度。为了解决这个问题，需要在医学人文教育中，注重增强学生对人文精神的认同感。这需要深入理解人文精神的核心价值，包括尊重患者的尊严和权利，关注患者的心理和精神健康，以及重视患者的需求和感受。通过这种方式，学生可以更好地将人文精神应用于医疗服务中，提高医疗服务的质量。此外，增强学生对人文精神的认同感，还有助于培养他们的职业道德和职业素养。在医疗服务中，医生需要具备高度的责任感和道德意识，这不仅是对患者的尊重，也是对医学行业的尊重。通过接受医学人文教育，学生可以更好地理解职业道德和职业素养的重要性，并在未来的职业生涯中始终坚持这些原则。因此，增强学生对人文精神的认同感，是提高医疗服务质量的重要途径。医学人文教育应该注重培养学生的这种认同感，让他们深刻理解并接受人文精神的核心价值。

根据上述评估结果和分析，可以得出结论：目前我国医学院校的医学人文教育存在一定的问题，需要采取措施进行改进。为此，可参考所述的建议。在完善课程设置的过程中，医学院校应当将医学人文教育纳入核心课程，以确保学生在学习过程中能够充分接触和理解人文精神。医学人文教育是培养学生人文素养的重要途径，通过它可以帮助学生理解患者的情感和需求，提高医患沟通能力，增强医学伦理意识。此外，医学院校还应开设一些跨学科的课程，如医学伦理学、医学心理学等。这些课程可以帮助学生更好地理解患者的需求和情感，提高患者的满意度和对医生的信任度。同时，这些课程还可以培养学生的批判性思维和创新能力，提高医学生的综合素质和未来的职业竞争力。通过将医学人文教育纳入核心课程，开设跨学科的课程，医学院校可以培养出更具有人文关怀和同理心的医生，提高医疗服务的质量和水平。同时，这些举措也有助于推动医学教育的改革和创新，培养出更多优秀的医学人才。

在提高教师队伍的人文素养方面，医学院校应该采取更加积极的措施。第一，加强对教师的培训是至关重要的。通过深入培训，可以帮助教师更好地理解和接受人文精神的核心价值，从而将其融入日常教学中。此外，培训还可以提高教师的专业素养和技能水平，使他们能够更好地应对现代医学教育的新挑战。第二，除了培训，医学院校还应鼓励教师参与人文科研项目。通过参与这些项目，教师可以提高自己的教学和科研能力，同时也可以为人文精神的传承和发展做出贡献。通过不断学习和实践，教师可以不断丰富自己的人文素养，并将其应用于医学教育中，从而更好地培养学生的综合素质。

医学院校应该采取多种措施来提高学生的认同感。首先，可以通过举办人文讲座，合理引导学生深入了解医学人文精神，从而培养道德责任感和人文关怀意识。其次，学校还可以组织各种形式的社会实践活动，让学生亲身参与其中，感受到自己的价值和意义，从而增强自我认同感。最后，为了更有效地提高学生的认同感，医学院校可以邀请一些具有丰富人文精神的医生或患者，分享他们的经验和故事。这些经验和故事可以包括医生们在医学实践中遇到的各种挑战和困难，以及他们如何通过人文关怀和医学道德来解决这些问题。同时，也可以邀请患者分享他们的就医经历和感受，让学生了解患者的需求和期望，从而更好地理解患者的情感和心理。通过这些方式，医学院校可以激发学生的共鸣和热情，使其更加深入地了解医学人文精神，从而培养道德责任感，树立人文关怀意识。同时，这些活动也可以帮助学生更好地认识自己，增强自我认同感，从而更好地适应未来的医学职业。

在建立评估机制方面，为了确保医学人文教育的实施效果，医学院校需要与合作伙伴共同开发一套完善的评估机制。这一机制应该能够全面、客观地评估医学人文教育的各个方面，包括课程设置、教学内容、教学方法、教师水平等。通过建立这样的评估机制，医学院校可以更好地了解医学人文教育的现状和存在的问题，从而有针对性地改进教育质量。评估结果不仅可以用来衡量教育质量，还可以为改进教育提供依据。通过对评估结果的深入分析，医学院校可以发现教育中的不足之处，及时调整教学策略，优化课程设置，提高教学质量。同时，评估结果还可以为医学院校的领导和教师提供决策依据，帮助其更好地制定教育计划和教学策略，提高医学人文教育的整体水平。在评估机制的建立过程中，医学院校还需要注重与合作伙伴的沟通和协作。这些合作伙伴包括其他医学院校、医疗机构、医学教育专家等。通过与合作伙伴的交流和合作，医学院校可以借鉴其他单位的经验和做法，不断完善评估机制，提高医学人文教育的实施效果。

如今，随着医疗技术的不断进步和社会环境的不断变化，医学人文教育将变得越来越重要。未来的医学院校能够更加重视医学人文教育，培养出一批具备高度人文素养的医生，为构建更加和谐的医疗环境做出贡献。同时，未来的研究能够进一步深入探讨医学人文教育的有效途径和方法，为提高医疗服务质量提供更多的理论依据和实践指导。

第三章 医学人文教育课程设置

第一节 课程设置的原则与依据

(一)课程设置的原则

医学人文教育在当今医疗环境中具有极其重要的地位。面对日益复杂和多元化的医疗需求,医生不仅需要掌握先进的医疗技术,还需要具备深厚的人文素养和社会责任感。因此,合理的医学人文教育课程设置,成为培养全面发展的医学人才的关键。

医学人文教育是指在医学教育中融入人文精神,旨在提升医学生的文化素养、道德观念和社会责任感。它强调对人的尊重、理解、关爱和帮助,注重培养医学生的沟通技巧、伦理意识和人文关怀能力。医学人文教育的重要性在于,它可以帮助医学生更好地适应复杂的医疗环境,提高医疗服务质量,推动医疗事业的可持续发展。在设置医学人文教育课程时,需要依据多项原则,如整体性原则、循序渐进原则、实用性原则、创新性原则。

整体性原则是指,医学人文教育课程应与医学专业课程有机融合,形成完整的课程体系。在医学人文教育课程中,整体性原则要求把患者看作一个身心统一的整体,并融入诊疗过程。这一原则强调关注患者的生理、心理和社会需求,以及医务人员的专业能力和医德医风。同时,课程内容应涵盖医学、人文、社会等多个领域，以培养医学生的综合素养。在医学人文教育课程中，整体性原则是至关重要的。作为医生，首要任务是拯救生命，缓解疾病带来的痛苦。必须具备专业的医学知识和技能，以便准确地诊断和治疗疾病。同时，还需要关注患者的心理需求。患者往往会在生病期间产生焦虑、恐惧和孤独等情绪，这些情绪会影响患者的治疗和康复。因此，需要密切关注患者的心理状态，提供心理支持和安慰。此外，还需要关注患者的社会需求。患者不仅是一个个体，同时也是社会的一部分，需要得到社会的认可和支持，进行必要的社交和娱乐活动。因此，需要与患者家庭、社会和社区合作，为患者提供更加全面的治疗和支持。注重医务人员的专业能力和医德医风也很关键，因为医生不仅要具备专业的医学知识和技能，还需要具备高度的责任感和道德标准。通过时刻关注患者的需要，倾听患者的意见和要求，可以为患者提供最好的治疗和服务。

为了实现这些目标，医学人文教育课程应该涵盖医学、人文、社会等多个领域的知识和技能。医学生通过学习医学知识，可以更好地了解患者的身体状况和需求；通过学习人文知识，可以更好地了解患者的心理状态和社会需求；通过学习社会知识，可以更好地了解患者所处的环境和支持系统。这些知识和技能的培养，可以帮助医学生更好地适应未来的医疗工作，为患者提供更加全面和专业的医疗服务。

循序渐进原则是指，医学人文教育课程应按照医学生的认知规律和职业发展路径，逐步深入，从基础知识到实践应用，从理论学习到临床实践。在医学人文教育课程中，循序渐进原则显得尤为重要。医学生需要逐步掌握人文知识，从基础知识到实践应用，从理论学习到临床实践，这个过程需要逐步深入。在初级阶段，医学生需要掌握人文基础知识，例如医学伦理学、医学心理学、医学社会学等。这些知识为后续的职业发展提供了基础，帮助医学生了解患者的心理、社会背景和伦理问题。在中级阶段，医学生需要将所学的人文知识应用于实践中。这包括在临床实习中与患者沟通、处理医疗纠纷、参与医疗团队等工作。通过实践应用，医学生可以更深入地了解人文知识在医疗实践中的作用。在高级阶段，医学生需要将理论学习和临床实践结合起来。这包括参与复杂的医疗决策、处理医疗纠纷和制订患者管理计划等工作。在这个阶段，医学生需要运用所学的人文知识和临床经验，为患者提供全面的医疗服务。通过循序渐进的学习过程，医学生可以逐步掌握人文知识，提高医患沟通能力、临床决策能力和团队协作能力；同时，也可以更好地理解患者的需求和问题，提高医疗服务的质量和效率。

实用性原则是指，医学人文教育课程应紧密结合医疗实际，注重培养医学生的实际应用能力，通过案例分析、角色扮演、小组讨论等形式，提高医学生的沟通技巧、团队协作能力和解决问题的能力。实用性原则还要求医学人文教育课程与医疗实践紧密结合，注重培养医学生的临床思维能力。在课程中，可以通过模拟临床场景、引入真实案例等方式，帮助医学生提高面对实际问题的能力，更好地将理论知识应用到实践中。与此同时，医学人文教育课程还应该关注医学生的心理健康和职业素养。通过心理辅导、职业规划、医德医风教育等环节，帮助医学生建立正确的价值观和职业观，培养良好的心理素质和职业道德。实用性原则是医学人文教育课程的重要指导思想，旨在让医学生在学习过程中更好地掌握实际应用能力，提高综合素质，从而更好地适应未来的医疗工作。

创新性原则是指，医学人文教育课程应关注学科前沿，引入新的教育理念和教学方法，如翻转课堂、微课堂等，以激发医学生的学习兴趣和创造力。创新性原则还要求医学人文教育课程在内容上紧跟时代步伐，注重与现代医学模式的转变相呼应。在课程设计上，引入更多与现代医学相关的案例和议题，引导学生进行深入分析和讨论，培养他们的批判性思维和解决问题的能力。同时，借助现代科技手段，如人工智能、大数据等，对学生的学习情况进行精准分析，为他们提供更加个性化的学习指导和建议。在具体的实施过程中，还需要注重与国际接轨，借鉴国外先进的医学人文教育理念和经验。通过与国际知名专家学者合作，引入更多跨文化、跨国界的医学人文教育资源，丰富课程内容，拓宽学生视野。同时，积极开展国际交流与合作，参与国际医学人文教育领域的学术研讨和经验分享，不断提升我国医学人文教育的国际影响力和竞争力。只有不断更新教育理念、创新教学方法和手段，才能更好地激发医学生的学习兴趣和创造力，培养更多具备高度人文素养和良好医患沟通能力的医学人才，为推动我国医疗卫生事业的发展做出更大的贡献。

（二）课程设置的依据

医学人文教育课程设置主要包括两方面的特征。一方面，人文素质教育是对医学人文精神的认同和重视。医学生肩负救死扶伤的崇高使命，其教育更加强调人文精神。在当前"生物—心理—社会"医学模式下，医学发展面临各种社会、伦理、道德和法律问题，比以往任何时候都更需要人文精神的引领。因此，加强医学生人文素质教育，正是对医学人文精神的认同和重视，也是医学院校构建人文素质教育课程体系的价值所在。另一方面，人文素质教育是卓越医生培养的重要途径。卓越医生需要注重优秀思想品质和职业道德，具有丰富的人文社会科学知识，并拥有终身学习、科学思维、社会适应等综合能力，具备创新意识，掌握较为扎实的医学理论与临床基本技能，能解决临床实际问题并能适应新医学标准要求。这决定了卓越医生的培养应区别于普通医学院校教育，更加强调医学生人文素质培养。

此外，课程设置也需要根据学科建设和课程特点进行。例如，可以将"两课"（马列主义理论与政治思想教育）与其他人文课程整合互补，结合医学生的专业特点及培养目标，有针对性地强化医学生的人文素养。同时，加强显性课程模块建设，以规范管理提升课程品位，不断增强人文素质教育课程的学术基础，从而切实提高教学效果。教学方法与内容也需要不断丰富，以促进医学生的积极参与和思考。医学人文教育课程设置的依据，主要是对医学人文精神的认同和重视，以及卓越医生培养计划的要求。同时，结合学科建设和课程特点进行课程设置也是必要的。

国家相关政策法规也是医学人文教育课程设置的基本依据。例如，《中华人民共和国执业医师法》等法律法规对医生的行为规范和服务质量提出了明确要求，医学人文教育课程应以此为指导，培养医学生的法律意识和社会责任感。此外，国家卫生健康委员会发布的一系列文件，也对医学人文教育课程设置产生了重要影响。这些文件明确了医学人文教育的目标和任务，提出了一系列具体的措施，为医学人文教育课程设置提供了有力的政策支持。在医学人文教育课程设置中，还应该参考国际医学教育的相关标准和指南。例如，世界医学教育联合会制定的《全球医学教育最低基本要求》，对医学人文教育课程设置具有一定的借鉴意义。这些标准和指南强调了医学人文教育的重要性，提出了医学生应具备的基本素质和技能，为医学人文教育课程设置提供了有益的参考。因此，在课程设置过程中，应该充分考虑这些因素，确保课程设置既符合国家政策法规的要求，又能够满足医学生培养的需要，为医学生的成长和发展奠定坚实的基础。

医学行业标准是医学人文教育课程设置的另一个重要依据。例如，世界卫生组织等国际组织制定的医疗伦理规范，以及国内医疗行业协会制定的行业标准等，都为医学人文教育课程提供了参考。医学行业标准不仅为医学人文教育课程提供了参考，同时也是医学人文教育实践的重要指南。例如，世界医学会制定的《国际医学伦理准则》中，明确规定了医生在执业过程中应遵循的伦理规范，包括尊重患者权利、保护患者隐私、公正对待患者、提高医疗质量等。这些行业标准不仅对医生的行为提出了明确要求，同时也为医学人文教育提供了实践方向。我国也制定了一系列医疗伦理规范和行业标准，如《医疗机构从业人员行为规范》《护士条例》等。这些规范和标准，不仅对医疗从业人员的行为提出了明确要求，同时也为医学人文教育课程设置提供了参考和依据。医学行业标准不仅关注医疗从业人员的行为规范，同时也关注医学人文教育课程的质量和效果。例如，国内一些医疗行业协会制定的医学人文教育质量标准，就对医学人文教育课程的教学内容、教学方法、师资队伍等方面提出了明确的要求。这些标准的实施，有助于提高医学人文教育课程的质量和效果，从而更好地培养出具有人文关怀精神的医学人才。因此，医学行业标准不仅是医学人文教育课程设置的重要依据，也是医学人文教育实践的重要指南。在医学人文教育课程设置中，应充分考虑行业标准的要求和规范，以培养出符合行业标准的医学人才为目标，不断提高医学人文教育课程的质量和效果。

市场需求方面，随着社会经济的发展和医疗需求的多元化，医学人文教育课程设置应关注市场需求的变化。要通过了解医疗行业的现状和发展趋势，以及医疗机构对人才的需求特点，调整课程内容和形式，以适应市场的需求。在当今社会，人们对于医疗服务和医疗质量的要求越来越高，医学人文教育课程设置也需要不断更新和改进，以适应市场的需求。首先，需要关注医疗行业的现状和发展趋势。随着医疗技术的不断进步，医疗体制也正在发生变革，医疗机构对于人才的需求也在不断变化。过去，医疗机构更加注重医生的技能和经验，而现在则更加注重医生的人文素质和社会责任感。因此，医学人文教育课程设置可以提高医生的人文素养和社会意识，更好地满足患者的需求。其次，需要了解医疗机构人才需求的特点。现在，医疗机构更加注重人才的综合素质和多元化能力，而不仅仅是专业知识和技能。因此，医学人文教育课程设置需要更加注重培养医生的多元能力和综合素质，包括沟通能力、团队合作能力、领导力、创新能力等。通过加强医学人文教育，可以提高医生的多元能力和综合素质，使其更好地适应医疗行业的发展和市场的需求。最后，需要调整课程内容和形式，以适应市场的需求。在课程内容方面，需要增加人文社会科学方面的知识，包括医学伦理学、医学心理学、医学社会学等。同时，也需要引入更多的案例分析和实践操作内容，帮助医生更好地理解和应用所学知识。在课程形式方面，需要采用更加灵活多样的教学方式，例如小组讨论、角色扮演、模拟训练等。这些教学方式可以激发医学生的学习兴趣和积极性，提高其学习效果和应用能力。通过调整课程内容和形式，适应市场的需求，可以培养出更多具备人文素质和社会责任感的高素质医生，为人民群众提供更好的医疗服务。

学科发展方面，医学人文教育课程设置还应关注学科发展动态，通过及时引入新的理论和技术，推动医学人文教育与医学专业的深度融合，提高医学生的综合素质和竞争力。目前随着科技的进步和医学模式的转变，医学人文教育课程设置也需要不断地更新和优化。具体而言，应关注以下几方面。首先，要紧跟医学发展趋势。当前，医学领域正在经历一场以"精准、个性、预防"为标志的变革。因此，医学人文教育课程设置应紧跟这一发展趋势，引入与精准医学、个体化医学、预防医学等相关的内容，使医学生能够更好地适应未来医学发展的需要。其次，要及时更新课程内容。医学人文教育课程设置，应关注最新的研究成果和技术进展，及时更新课程内容。例如，近年来人工智能在医学领域的应用越来越广泛，医学人文教育课程设置可以增加与人工智能伦理、法律责任等相关的内容，使医学生能够更好地了解和适应这一变革。再次，还要重视实践能力的培养。医学人文教育课程设置应重视实践能力的培养，增加实践环节的比重。通过实践，医学生能够更好地理解和掌握所学知识，提高解决实际问题的能力。例如，可以组织医学生参加医院实践活动、社区健康宣教等活动，使其在实践中感受医学人文精神的重要性。最后，要加强学科交叉融合。医学人文教育课程设置，还需要加强学科交叉融合，促进医学人文教育与基础医学、临床医学等专业的深度融合。通过学科交叉融合，医学生能够更好地理解医学的本质和价值，提高综合素质和竞争力。例如，可以引入文学、历史、哲学等学科的内容，使医学生在学习医学知识的同时，也能够拓宽视野、丰富思想。通过紧跟医学发展趋势，及时更新课程内容，重视实践能力的培养，加强学科交叉融合等方面的工作，以推动医学人文教育与医学专业的深度融合，可以显著提高医学生的综合素质和竞争力。

医学人文教育是培养全面发展的医学人才的重要环节，在设置医学人文教育课程时，应遵循整体性、渐进性、实用性和创新性的原则，以政策法规、行业标准、市场需求和学科发展为依据，确保课程的质量和有效性。通过合理的课程设置，可以提高医学生的文化素养、道德观念和社会责任感，使其能够更好地适应复杂的医疗环境，为推动医疗服务质量的提高和医疗事业的可持续发展做出贡献。

第二节　课程内容的选取与编排

随着社会的不断进步和医学模式的转变，医学人文教育在医学教育中的地位变得越来越重要。这种转变不仅反映了人们对医学教育要求的提高，也体现了医学教育更加全面和均衡的发展。然而，如何选取和编排医学人文教育课程内容，以适应现代医学教育的需求，却是一个需要深入探讨的重要问题。

首先，医学人文教育课程内容的选取，应该注重时代性和针对性。这意味着需要关注当前社会的需求，了解现代医学教育的发展趋势，并将课程内容与实际医疗工作紧密结合，使医学人文教育更具实用性和针对性。同时，还需要根据不同的医学专业和学科特点，有针对性地选取和编排课程内容，以充分发挥医学人文教育在各学科中的实际应用价值。

其次，医学人文教育课程内容的编排，应该注重逻辑性和系统性。这需要在编排课程内容时，不仅考虑每门课程自身的内在逻辑，还要考虑各门课程之间的相互关系和衔接。通过这种方式，可以建立一套完整的医学人文教育课程体系，使医学生在学习过程中能够更好地掌握医学人文知识和技能。

最后，还需要注重医学人文教育课程内容的更新和改进。社会和医学都在不断发展和变化，需要及时更新课程内容，以反映最新的医学教育和医学实践成果。同时，还需要不断改进教学方式和方法，以更好地激发学生的学习兴趣和主动性，提高医学人文教育的效果和质量。只有这样，才能更好地培养出具备全面素质的医学人才，从而推动人类的健康事业及持续发展。

（一）课程内容的选取

强化基础理论。在医学人文教育中，基础理论知识是至关重要的，可以为学生提供全面的医学人文素养。这些理论知识涵盖了医学伦理学、医学心理学、医学社会学等多个领域，不仅为学生提供了深入理解医学领域中的人性、伦理和社会问题的工具，还帮助其更好地了解患者的需求和体验。医学伦理学是医学人文教育中不可或缺的一部分，涉及医生的道德责任和伦理准则，帮助学生理解如何在医疗实践中做出正确的道德决策。通过学习医学伦理学，学生可以了解到如何在医疗过程中尊重患者的自主权、保护患者的隐私、确保患者的公正待遇，以及如何在面对生死抉择时做出正确的决策。而医学心理学也是医学人文教育中的重要组成部分。它帮助学生理解人类行为和心理过程在医疗过程中的作用，学会与患者进行有效的沟通并建立信任。通过学习医学心理学，学生可以了解到如何处理患者的情感和心理问题，如何提供支持和安慰，以及如何理解和应对患者的疼痛和痛苦。医学社会学则帮助学生了解社会因素对健康和疾病的影响。它让学生了解到社会不平等、环境污染、营养不良等问题对人们健康所产生的不利影响，同时也让学生了解如何通过改善社会条件来促进人们的健康。通过学习医学社会学，学生可以了解到如何在医疗实践中考虑到社会因素，如何为患者提供更加全面的医疗服务，以及如何通过社会行动来改善人们的健康状况。因此，医学人文教育中的基础理论知识是必不可少的。这些知识帮助学生形成全面的医学人文素养，以便更好地理解患者的需求和体验，更好地提供医疗服务，更好地应对医学领域的伦理、心理和社会问题。

　　此外，医学人文教育还应注重实践环节，让学生参与到医学实践中，如临床实习、社区卫生服务等，以更好地将理论知识应用到实践中。同时，应该采用多元化的教育方式，如案例分析、小组讨论、角色扮演等，以激发学生的学习兴趣和主动性，提高人员的沟通能力和团队协作能力。在课程设置方面，应该根据学生的不同背景和专业需求，设置多样化的课程，如医学伦理学、医学心理学、医学社会学、医疗法律法规等，以拓宽学生的知识面和视野。此外，还应该注重课程内容的更新和改进，以适应医学科技的最新发展趋势和社会的最新需求。在师资队伍方面，应该加强教师的专业素养和教学能力培训，提高教师的教学水平和教学质量。同时，应该鼓励教师开展科研活动，提高教师的科研能力和学术水平，以促进医学人文教育的持续发展。通过加强基础理论知识的传授，促进实践环节的参与，开展多元化的教育和设置多样化的课程，加强师资队伍的建设，可以更好地推进医学人文教育的发展，培养出更多优秀的医学人才。

　　结合临床实践。课程内容应该充分结合临床实践，通过将人文知识与医学实践紧密相连，使学生能够更深入地理解人文精神在医学中的应用。通过这种方式，学生可以更好地认识到医学中的人性化因素，以及文化、社会和心理等方面对医学的影响，从而更好地适应未来的医学实践工作。同时，课程内容还应该注重培养学生的批判性思维和独立思考能力，以帮助学生更好地应对临床实践中遇到的各种复杂问题。课程内容还应注重培养沟通能力，使相关人员能够更好地与患者及其家属进行有效的沟通。此外，课程应该涵盖医疗伦理和道德方面的知识，以帮助学生了解和遵守医疗行业的道德准则。为了使学生更好地了解医疗行业的最新发展，课程内容应包括关于新兴医疗技术和研究的最新信息。课程还应提供关于医疗行业中的法律和法规方面的知识，以帮助学生了解在医学实践中应达到的法律要求。除了专业知识，课程内容还应包括关于职业精神、团队合作、领导力等方面的培训，以帮助学生成为具有社会责任感和职业道德的医学从业者。医学人文课程应该涵盖广泛的主题，从人文精神到医学实践，从最新医疗技术到职业道德，以帮助学生更好地理解医学行业并成为优秀的医学从业者。

注重素质培养。医学人文教育不仅仅是一个单纯的知识传授过程，更是一个涵盖了诸多方面的综合性培养过程。除了让学生掌握扎实的医学知识，还需要注重培养学生的医学职业素养、医患沟通技巧、团队协作能力等多方面的素质。只有这样，学生才能更好地适应未来的医疗工作环境，并为患者提供更为全面、有效的医疗服务。在医学职业素养方面，学生需要了解和掌握医学伦理、医学道德、医学法规等方面的知识，树立正确的职业价值观和道德观念。在医患沟通技巧方面，学生需要学会如何与患者进行有效的沟通和交流，建立良好的医患关系，提高患者的信任度和满意度。在团队协作能力方面，学生需要学会如何与同事等各方面人员进行有效的协作和配合，共同完成医疗任务，提高医疗质量和效率。因此，医学人文教育的课程内容应涵盖这些方面，通过系统性的教学和实践活动，提高学生的综合素质。只有这样，我们才能培养出更多具备全面素质的医学人才，为人类的健康事业做出更大的贡献。

医学人文教育在当今社会中扮演着越来越重要的角色，不仅体现了医学领域的一部分，更反映了整个社会对医生的期望和需求。因此，医学人文教育不仅要注重知识的传授，还要注重学生素质的培养。在课程内容的设置上，医学人文教育应该涵盖医学职业素养、医患沟通技巧、团队协作能力等方面。首先，医学职业素养是医生职业生涯中不可或缺的一部分。它包括对医学知识的掌握、对医疗技术的运用、对医疗过程的严谨和认真态度等。这些素养的培养需要医学人文教育通过理论教学和实践操作相结合的方式来实现。其次，医患沟通技巧是医生与患者之间相互理解和信任的关键。医生需要了解患者的病情、心理状态和需求，并能够以清晰、简洁、温暖的语言与患者进行沟通。医学人文教育应该提供相关的课程，教授学生如何与患者进行有效的沟通和交流，包括如何倾听、如何表达、如何回答患者的问题等。最后，团队协作能力是医生职业生涯中不可或缺的一部分。在现代医疗模式下，医生需要与护士、药师、技师等其他医疗工作者合作，共同为患者提供优质的医疗服务。医学人文教育应该提供相关的课程，教授学生如何与他人合作、如何分工协作、如何处理团队内部的矛盾和问题等。通过这些素质的培养，学生不仅能够掌握医学知识和技能，还能够更好地适应现代医疗模式和社会需求，为患者提供更优质的医疗服务。

反映社会热点。课程内容应关注当前社会热点问题,如医疗体制改革、生物伦理、医疗信息化等,以培养学生的社会责任感和参与意识。首先,课程内容应该紧扣当前社会热点问题,例如医疗体制改革、生物伦理、医疗信息化等。通过深入剖析这些复杂议题,学生将能够了解并掌握相关领域的最新动态和知识。同时,这样的课程内容设置还有助于培养学生的社会责任感,使其树立积极参与社会事务的意识。其次,通过课程内容,学生们将学习如何分析、解读和解决问题,以及如何就这些热点问题进行深入的思考和讨论。他们将接触到各种不同的观点和立场,并通过这种多元化的学习体验,提高自己的批判性思维能力和沟通技巧。再次,通过关注医疗体制改革等议题,学生将能够更好地理解社会问题的复杂性和多维性,并将了解到医疗体制改革的必要性和面临的挑战,以及如何在改革过程中平衡各方利益。最后,学生也将学习如何在生物伦理和医疗信息化等领域中做出明智的决策,以促进社会的可持续发展。关注当前社会热点问题,并将其纳入课程内容中,将有助于培养学生的综合素质和社会责任感。通过深入探讨这些议题,学生将能够更好地了解社会问题并积极参与解决问题,从而成为有责任感和参与意识的社会成员。

此外,课程内容还应涉及当前的技术热点,如人工智能、大数据、云计算等,以帮助学生了解和掌握前沿技术,为未来的职业发展做好准备。课程内容应该注重实践性和可操作性,让学生通过实际操作和案例分析,深入理解和掌握所学知识。同时,课程设置应注重与其他学科的交叉融合,以培养学生的综合素质和创新能力。在教学方法上,应该采用多种形式的教学手段,如讲座、案例分析、小组讨论、角色扮演等,以激发学生的学习兴趣和参与意识,提高他们的学习效果。课程内容应该与时俱进,不断更新和优化,以适应社会和科技的发展变化,为学生提供更好的教育和职业发展机会。

(二)课程内容的编排

一是逻辑顺序方面。课程内容在编排上应遵循一定的逻辑顺序,就像一座宏伟的建筑需要按照精心设计的蓝图逐步搭建,才能确保其稳固性和功能性。这种逻辑顺序应由浅入深,逐步引导学生深入理解课程内容的核心思想。课程应从基本的理论概念开始,逐步引入实际案例和实践操作,使学生能够将理论知识转化为实践经验，从而更好地掌握课程内容。这样的编排方式，也有利于激发学生的思维能力和实践能力，使他们能够更好地理解和应用所学知识。此外，课程内容的设计，也应该考虑到学生的年龄、背景和兴趣爱好，以便更好地吸引学生的注意力。在安排课程内容时，应该充分考虑到每个学生的学习能力和学习风格，以便更好地满足不同人员的学习需求。在课程内容的呈现方式上，应该尽可能地生动有趣，以吸引学生的注意力。例如，可以使用动画、图片、视频等多媒体手段，帮助学生更好地理解课程内容。此外，还可以通过案例分析、讨论、实验等方式，增强学生对课程内容的理解和掌握。在课程内容的评价方式上，应该采用多种方式来评估学生的学习效果。例如，可以通过考试、作业、项目等方式，评估学生对课程内容的理解和掌握情况。此外，还可以通过调查问卷、学生反馈等方式，收集学生对课程内容的意见和建议，以便不断改进和完善课程内容。

二是模块化设计方面。将课程内容分为不同的模块，每个模块针对不同的主题进行深入探讨，有利于学生系统地学习相关知识。医学人文教育课程的模块化设计是一种有效的方法，可以帮助学生在学习医学知识的同时，提高人文素养和综合能力。例如医学伦理模块可以涵盖医学伦理的基本原则、医疗行为中的道德决策、人体实验和伦理审查、隐私权和保密性、医疗事故处理等内容。通过该模块的学习，学生可以了解如何在医疗实践中遵循伦理规范，处理伦理冲突。医学社会学模块可以涵盖医疗体系、卫生政策、医疗技术和社会的互动、医患关系、医疗中的社会心理问题等内容。通过该模块的学习，学生可以了解医疗体系，以及社会环境对医学实践的影响，并学会从社会学的角度理解医患关系和医疗问题。医学心理学模块可以涵盖心理病理学、心理治疗、心理评估、患者教育和咨询、心理卫生等内容。通过该模块的学习，学生可以了解如何在医疗实践中运用心理学知识，帮助患者解决心理问题。医疗法律模块可以涵盖医疗法律的基本原则、医疗事故责任、医疗合同、知识产权、药品管理等内容。通过该模块的学习，学生可以了解如何在遵守法律规定的前提下，保障患者的权益和安全。医学历史模块可以涵盖医学史的基本知识、重大疾病的历史和影响、医疗技术的发展和变革、著名医学家及其思想等内容。通过该模块的学习，学生可以了解医学的历史和发展过程，从而理解医学的本质和价值。具体的模块设计还需要根据学校的特点和需求进行调整和完善。同时，每个模块的内容也需要根据实际情况进行细化和补充，以实现最佳的教学效果。

三是互动式学习方面。通过课堂讨论、小组合作等丰富多彩的方式，可以积极鼓励学生参与课堂活动，有效地促进师生之间的互动，进一步提高学生的学习积极性。这些活动不仅锻炼了学生的思维能力和语言表达能力，还培养了他们的团队合作精神。通过与老师的互动，学生可以更好地理解课程内容，改善学习效果。同时，这些活动也为学生提供了一个展示自己才华的平台，使其在学习的过程中体验到成就感和自信心。医学人文教育的互动式学习可以通过以下方式进行设计。第一，要确定学习目标。通过明确互动式学习的目标，例如培养学生的沟通能力、批判性思维、团队协作等，可以更好地为其制订学习计划，设计课程内容。在互动式学习中，学生将通过与教师和同学的交流互动，不断提升自己的能力和技能，从而达成学习目标。第二，要选择合适的学习主题。根据学习目标，选择合适的医学人文教育主题，例如医学伦理、医患沟通、医疗法律法规等。这些主题可以帮助学生更好地理解医学人文知识，提高医学人文素养，更好地为患者服务。在选择医学人文教育主题时，需要考虑学生的兴趣和需求。不同的学生有不同的兴趣和需求，因此需要选择适合他们的主题。例如，对医学伦理感兴趣的学生，可以选择医学伦理学作为学习主题，深入探讨医学伦理的基本原则、医疗决策、人体实验的合理性等议题。对医患沟通感兴趣的学生，可以选择医患沟通技巧作为学习主题，学习如何与患者建立良好的关系、如何收集病史、如何向患者解释治疗方案等。此外，还需要考虑医学人文教育主题的实用性和可操作性。医学人文教育不仅仅是为了让学生掌握理论知识，更重要的是让他们将所学知识应用到实际工作中。因此，选择具有实用性和可操作性的主题非常重要。例如，选择医疗法律法规作为学习主题，可以让学生了解医疗行业的法律法规、医疗文书的书写规范、医疗事故的防范与处理等，这些知识可以直接应用到他们未来的工作中。通过选择合适的医学人文教育主题，可以帮助学生更好地理解医学人文知识，提高医学人文素养，更好地为患者服务。

设计互动式学习活动时，还要根据学习主题，设计相应的互动式学习活动,例如小组讨论、角色扮演、案例分析等。这些活动可以激发学生的学习兴趣,提高他们的参与度。为了让学生更好地掌握学习内容,教师还可以设计一些具有挑战性的互动式学习活动,例如解决实际问题、制订解决方案等。这些活动可以帮助学生更好地理解学习内容,提高他们的实践能力。在实施互动式学习活动时,教师还需要注意一些事项。首先,要确保活动目标明确、具体、可操作,以避免活动偏离主题或难以实施。其次,要根据学生的兴趣、特长、能力等因素进行合理分组,以促进学生的交流和合作。再次,要合理安排活动时间,确保学生有足够的时间进行思考、讨论和交流。最后,教师要及时给予反馈和评价,以帮助学生了解自己的学习情况和不足之处,并及时进行调整和改进。通过设计多种形式的互动式学习活动,可以激发学生的学习兴趣和参与度,提高其学习效果和实践能力。

在确定学习活动后,需要制订一份具体的实施计划,以确保活动的顺利进行。计划需要明确活动的时间、地点以及所需的各种资源,包括人员、物资、设备等。此外,还需要考虑活动的组织形式、参与对象以及活动的目的和意义。在制订计划时,需要充分考虑各种因素,确保计划的合理性和可行性。只有这样,才能确保活动的成功举办,达到预期的效果。在活动实施过程中,教师需要密切关注学生的参与情况,鼓励他们积极发表观点,同时给予必要的指导和帮助。

在活动结束后,需要细心地评估学生的学习成果,并给予建设性的反馈。这不仅有助于学生充分了解自己的学习情况,还可以为他们今后的学习提供宝贵的参考。这种评估与反馈机制,可以帮助学生更好地认识自己的学习进度和水平,同时激发学习动力和自信心。此外,还需要对互动式学习活动进行全面而深刻的总结和反思。这包括对活动的组织、参与度、互动效果以及学生的学习成果等方面进行详细、细致的分析。通过这种反思和总结,可以更加准确地把握活动的优点和不足之处,从而为今后的教学提供准确的改进方向。在总结和反思过程中,还需要关注一些细节问题,例如学生的参与度、互动效果等。这些细节问题可能会影响学生的学习效果和体验,因此需要引起足够的重视。通过深入分析和反思这些问题,可以找到更好的解决方案,并在今后的教学中加以改进。通过关注互动式学习活动的细节问题,可以不断改进教学方法和策略，以更好地满足学生的学习需求和提高教学质量。

四是案例教学方面。运用真实、生动的案例，可以帮助学生理解人文精神在医学中的应用，提高学生的分析能力和解决问题的能力。医学人文教育的课程设计首先需要明确教学目标。教学目标包括三个方面，分别是知识目标、能力目标以及情感态度与价值观目标。其中，知识目标是指：通过案例分析，使学生了解并掌握医学人文关怀的基本理念和重要价值。能力目标是指：培养学生运用医学人文理论分析、解决实际问题的能力，提高他们的沟通技巧和团队协作能力。情感态度与价值观目标是指：培养学生尊重生命、关注患者心理的观念，增强其职业责任感和道德感。

在教学内容中，主要包括案例描述、案例分析、经验分享、反思与总结这四个重要环节。案例描述中，需要介绍一个典型的医学人文关怀案例，包括患者情况、医生诊断与治疗过程、医患沟通及团队协作等方面。案例分析中，通过小组讨论、角色扮演等方式，引导学生分析案例中涉及的医学人文问题，如隐私保护、知情同意、心理疏导等。经验分享中，需要邀请有经验的医生或护士，分享其医学人文关怀方面的实践经验，引导学生思考如何将这些经验应用到自己的工作中。在案例分析结束后，还要组织学生进行反思与总结，探讨如何在未来的工作中更好地运用医学人文关怀理念。

教学方法包含很多种，如案例教学、小组讨论、角色扮演、经验分享、反思与总结等。案例教学中，医学人文教育是培养医生全面素质的重要组成部分，它不仅涵盖医学技术，还涉及伦理、法律、社会等多个方面。通过引入案例教学方法，可以帮助学生更好地理解和应用医学人文知识，提高其解决实际问题的能力。案例教学方法包括案例选取、案例描述、小组讨论、课堂讨论、总结评价等步骤。选择具有代表性、真实性和时代性的案例，确保案例能够反映医学人文教育的核心内容；通过文字、图片、视频等形式，生动形象地呈现案例情境，引起学生的兴趣和思考；将学生分成小组，让他们从不同角度对案例进行分析和讨论，提出自己的见解和解决方案；每个小组选派代表，将小组讨论的结果进行汇报，教师引导全班学生进行讨论和交流；教师对每个小组的汇报进行评价，指出优点和不足，并对案例进行总结和提炼，加深学生对医学人文知识的理解和掌握。

例如，一位 60 岁的男性患者，因肌萎缩侧索硬化住进了医院。经过一段时间的治疗，病情得到了控制。但是，在出院前，患者突然要求放弃治疗，并要求医院为其提供安乐死。患者表示，他不想再接受任何治疗，认为这样的生活没有意义。对于这个案例，学生需要从医学伦理、法律、社会等多个角度进行分析和讨论。例如，从医学伦理角度来看，医生应该尊重患者的自主权和生命权，但同时也应该尽最大努力来治疗患者。从法律角度来看，安乐死在中国是违法的，但患者是否有权在法律框架外寻求帮助？从社会角度来看，如何看待患者对生命的看法和对生活质量的要求？

通过这个案例，学生可以了解到医学人文教育的重要性和复杂性，以及如何在实践中应用所学知识来解决实际问题。同时，教师也可以通过这个案例，引导学生思考和探讨医学人文教育的更深层次的问题，例如生命的意义、对死亡的态度等。

医学人文教育的案例教学方法是一种生动、形象、实用的教学方法，能够帮助学生将理论知识应用到实际情境中，提高其解决实际问题的能力。同时，通过案例分析，学生可以更深入地了解和探讨医学人文教育的核心问题，提高人文素质和综合素养。因此，应该在医学人文教育中大力推广和应用案例教学方法。

小组讨论教学首先要明确教学目标，包括三方面，分别是增强学生对医学人文的理解和认识，培养学生运用医学人文知识解决实际问题的能力，提升学生的沟通技巧和团队协作能力。教学内容也包括三方面，即医学人文的基本概念与内涵，医学人文在临床实践中的应用，医学人文在医疗纠纷处理中的作用。在区分教学难点与重点时，需要明确，教学难点是指如何将医学人文知识与实际的临床工作相结合，使学生能够真正掌握并运用这些知识；而教学重点是指医学人文在临床实践中的应用和医学人文在医疗纠纷处理中的作用。

教学过程中，需要使用教具和多媒体资源，如投影仪用于展示 PPT，白板用于学生讨论和分享，医学人文案例分析视频材料。将学生分为若干小组，进行讨论和分享；通过具体的医学人文案例，引导学生分析并运用所学知识；让学生模拟临床情境，培养医学人文应用能力。

教学过程中，可通过问题导入，引起学生对医学人文的兴趣；讲解医学人文的基本概念、内涵及应用；通过小组讨论、案例分析、角色扮演等方式，让学生在实践中掌握知识；回顾本节课的重点和难点，总结学生的表现和收获。

评价与反馈需要从三个角度来进行。首先，对学生的参与度进行评价，鼓励所有学生积极参与讨论；其次，对学生的案例分析能力和角色扮演能力进行评价，指出优点和不足；最后，对学生的学习成果进行反馈，为学生提供改进建议。

作业布置环节中，可选择一个医学人文相关的案例，进行分析并撰写报告；或者组织学生进行小组讨论，鼓励他们积极发表观点和看法，促进彼此间的交流与合作；可以让学生扮演医生、护士、患者等角色，模拟真实场景中的医患沟通，帮助学生提高沟通能力和团队协作能力；也可以邀请有经验的医生或护士，分享他们在医学人文关怀方面的实践经验，增强学生对医学人文关怀的理解和认识。在案例分析结束后，组织学生进行反思和总结，引导他们总结经验教训，为未来的工作做好准备。

在教学过程中，需要观察学生的参与度、表现等情况，及时给予指导和反馈；通过学生的小组讨论报告、角色扮演表现、反思总结等方面，评价学生的学习成果和进步情况；并根据学生的表现和评价结果，及时给予反馈和指导，帮助学生改进和提高自己的医学人文素养。可安排一定的实践项目，如医院志愿服务、医患沟通实践等，让学生在实践中锻炼人文素养和综合素质。

（三）优化策略

一是建立完善的课程体系。将医学人文教育与医学专业课程有机融合，建立完善的课程体系，确保学生在整个学习过程中能够得到全面的人文教育。这种教育方式不仅让学生掌握扎实的医学专业知识，还培养了学生的道德观念、人文素养和社会责任感。通过将医学人文教育与医学专业课程有机结合，也能够更好地培养出全面发展的医学人才，为人类的健康事业做出更大的贡献。

医学人文教育与医学专业课程的有机融合，是当今医学教育的重要发展方向。这种融合旨在将人文关怀与医学科学技术相结合，培养出更加全面、有温度的医学人才。在过去的几十年中，医学教育一直侧重于医学专业知识的传授，而忽视了对医学生的人文教育。然而，随着社会的发展，人们对医疗服务质量要求的提高，医学人文教育逐渐受到了重视。越来越多的研究表明，医学生具备丰富的人文知识和良好的沟通能力，有助于提高患者的满意度和治疗效果。为了实现医学人文教育与医学专业课程的有机融合，建立完善的课程体系是关键。首先，需要合理安排课程顺序，确保学生在学习医学专业课程的同时，能够接受全面的人文教育。其次，应当选择具有丰富人文内涵的医学专业教材，以帮助学生在学习医学知识的同时，接触到更多的人文理念。最后，还应开设丰富多样的人文课程，如医学伦理学、医学心理学、医学社会学等，以帮助学生从多角度理解医学和医疗服务。除了建立完善的课程体系，还应采取多种教学方法来改善医学人文教育的效果。例如，可以采用案例教学、角色扮演、小组讨论等教学方法，鼓励学生积极参与课堂活动，提高学习兴趣和热情。同时，还可以通过举办讲座、研讨会等方式，邀请医学专家和人文专家共同授课，以拓宽学生的视野和知识面。

二是加强教师培训。在实施医学人文教育的过程中，教师的作用不可忽视。教师不仅要具备扎实的医学知识和丰富的教学经验，还应具备较高的人文素养和沟通能力。因此，应当加强对教师的培训和选拔，提高教师对医学人文的认识和教学能力，使其能够更好地传授知识和培养学生的综合素质。因此，在医学人文教育中，加强教师培训是至关重要的。首先，要确定培训目标和内容。应当根据医学人文教育的需求，确定教师培训的目标和内容。这些目标可以包括培养教师的医学人文素养、提高人员的教学技能、增强学术研究能力等。培训内容可以包括医学人文理论、教学方法、案例分析等。其次，要采取多样化的培训方式。教师培训应该采取多种方式，以适应不同的学习风格和需求。例如，可以采取线上和线下相结合的方式，提供讲座、研讨会、工作坊等多种形式。此外，还可以邀请医学人文领域的专家学者进行授课，分享自身的经验和见解。教师培训应该重视实践和反思。教师可以参与医学人文教育实践活动，如病例讨论、角色扮演、模拟教学等，以提高他们的实际教学能力。最后，教师还可以通过反思自己的教学实践，总结经验教训，进一步提高自己的教学水平。教师培训应该是一个持续的过程，而不是一次性的活动。要通过定期组织教师参加医学人文教育相关的研讨会、研修班等活动，以保持人员知识和技能的更新；提供反馈机制，让教师了解自己的教学表现和需要改进的地方，建立激励机制可以激发教师参与医学人文教育的积极性和主动性。例如，可以设立奖励制度，对在医学人文教育中表现优秀的教师进行表彰和奖励。此外，还可以提供职业发展机会，如晋升、评优等，以鼓励教师积极参与医学人文教育。

三是开展多元化活动。随着社会的发展和医学模式的转变，医学人文教育在医学教育中的地位逐渐提高。医学人文教育旨在提升医学生的文化素养、沟通能力，强化伦理道德观念，以提高医疗服务质量。然而，传统的医学人文教育课程设计往往过于单调，缺乏实践性和趣味性，难以引起学生的兴趣。因此，开展多元化活动成为医学人文教育课程设计的必然趋势。可通过学术讲座、人文沙龙、社会实践等形式，拓宽学习视野，增强人员的社会责任感和参与意识。在医学人文教育课程设计中，合理的多元化活动是非常重要的。如通过引入真实的医疗案例，让学生从患者角度出发，理解患者的需求和情感，培养同理心和沟通能力；让学生扮演医生、护士、患者等角色，模拟处理医疗情境中的问题，培养处理突发情况的能力；分组进行讨论，可以让学生分享自己的医疗经验，提出对医学人文问题的看法和建议；邀请医学人文领域的专家举办讲座，让学生了解最新的医学人文研究成果和实践经验；组织学生到医疗机构进行实践，让他们亲身体验医疗工作，理解医疗人员的辛勤付出；通过写作练习，让学生表达对医学人文的理解和感受，提高他们的思考和表达能力；针对医学人文中的热点问题组织课堂辩论，培养学生的思辨能力和口头表达能力；通过与其他学科如社会学、心理学、哲学等结合，开展医学人文教育活动，丰富学生的知识体系；及时收集学生的反馈意见，定期评估学生的学习成果，以便不断改进课程设计。教师需要在整个过程中给予学生引导和支持，帮助他们解决遇到的困难和问题。通过以上多元化活动的开展，医学人文教育课程可以更加生动、有趣且富有实效性，可以帮助学生更好地理解和应用医学人文知识，提高他们的医学人文素养和处理实际问题的能力。

例如，以医学人文知识竞赛为设计活动的主题，活动目的是通过竞赛的形式，激发医学生对医学人文知识的兴趣和热情，加深对医学人文知识的理解和掌握。活动过程中，先将学生分为若干小组，每组5~6人；设置涵盖医学人文各个领域的题目，包括医学史、医学伦理、医学法律、医学心理学等。比赛可使用抢答器，每组选派一名代表进行抢答；根据回答的准确性和速度进行评分，最终根据小组总分排名；为获胜小组颁发奖品和证书。通过竞赛的形式，医学生能够更加主动地学习医学人文知识，提高学习效果。同时，小组合作的形式也增强了医学生的团队协作能力和沟通能力。

再比如，以医学人文情景剧表演为活动主题，活动目的是通过情景剧表演的形式，让医学生深入体验医学人文情境，提高医学生的沟通能力和应变能力。活动过程中，先要求学生自行编写关于医学人文主题的剧本，包括医学伦理决定、医患沟通、医疗纠纷等场景；然后根据剧本分配角色，如医生、患者、家属等；再根据设计内容进行排练，注重表演技巧和情感的表达；观众进行评价和反馈，演员根据评价进行反思和改进。通过情景剧表演的形式，医学生能够更加深入地了解医学人文情境，提高沟通能力和应变能力。同时，剧本编写和排练的过程，也进一步锻炼了医学生的创造力和合作能力。

除此之外，也可以通过医学人文主题研讨会的形式，让医学生深入探讨医学人文主题，提高医学生的独立思考能力和批判性思维能力。活动过程中，需要先进行主题的确定，可选取具有代表性的医学人文主题，如安乐死、基因编辑等；再将学生分为若干小组，每组8~10人，围绕主题进行讨论；每组选派一名代表准备演讲稿，内容包括对主题的理解和分析、自己的观点和论证等；每组代表进行演讲，其他组可以进行提问和讨论，最后由教师进行引导和点评；总结和反思环节中，可回顾讨论中的亮点和不足之处，为下一次研讨会提供经验教训。通过研讨会的形式，医学生能够更加深入地了解医学人文主题，提高独立思考能力和批判性思维能力。同时，演讲和讨论的过程，也更好地锻炼了医学生的表达能力和沟通技巧。

四是定期评估与反馈。在医学人文教育课程设计与实施中，通过对学生的学习情况进行定期评估，可及时反馈教学效果，以便对课程内容进行不断优化和调整。定期评估与反馈是非常重要的环节，可以帮助教师了解学生的学习进度和理解程度，同时也可以帮助学生更好地理解课程内容，从而改善学习效果。例如，以医学人文关怀导论为主题，评估工具可选择小组讨论、反思性论文、观察和反馈等。从小组讨论的角度分析，在每个课程单元结束后，教师会将学生分成小组，让其讨论自身在学习中遇到的问题、困惑和挑战。这种讨论可以帮助学生更好地理解课程内容，同时从其他同学的观点中获得新的启示。从反思性论文的角度分析，在每个课程单元结束后，教师会要求学生写一篇反思性论文，反思他们在学习中的体验和收获。这种写作任务可以帮助学生更好地理解自己的学习过程，同时也可以帮助他们更好地掌握课程内容。从观察和反馈的角度分析，教师会在课堂上观察学生的表现，并在课后给予反馈。这种反馈可以帮助学生更好地理解自己的学习状态，同时也可以帮助他们改进自己的学习方法。

例如，在一个关于"临终关怀"的课程单元中，教师发现学生在讨论小组中表现出对这一主题的强烈兴趣和热情。在反思性论文中，许多学生写到了自己对临终关怀的理解和感受，其中一些学生分享了他们与家人或朋友的亲身经历。在课堂观察中，教师注意到学生在这一主题上的参与度非常高。基于以上评估结果，教师可以得出结论：学生对"临终关怀"这一主题有强烈的兴趣和情感投入，并且在这一主题上的学习效果良好。因此，教师可以继续使用这种方法来教授其他课程单元，并进一步优化课程设计，以满足学生的学习需求和改善学习效果。

五是加强国际交流与合作。通过国际交流与合作，可以引进国外先进的医学人文教育理念和经验，推动我国医学人文教育的进一步发展。医学人文教育课程设计中的国际交流与合作，可以通过多种方式实现。比如，可通过建立全球医学人文教育网络，各国可以共享优秀的教学资源，包括课程设计、教材、教学方法等。这可以促进各国之间的互相学习，提高整体教学质量。通过创建一个全球医学人文教育网络，各国可以更好地共享丰富的教学资源，包括精妙的教学课程设计、高质量的教材、创新的教学方法等。这种网络不仅可以促进各国之间的互相学习，还可以提高整体的教学质量。这种网络可以成为连接全球医学人文教育工作者的桥梁，让相关人员可以共享和交流最新的教育理念和实践经验。通过这种方式，各国可以相互借鉴，取长补短，从而改进各自的教育体系。此外，这种网络还可以成为一个平台，让医学人文教育工作者可以共同开发和推广新的教学方法和技术。这不仅可以提高教学质量，还可以促进医学人文教育的创新和发展。因此，通过建立全球医学人文教育网络，各国可以共享优秀的教学资源，相互学习，提高整体教学质量，促进医学人文教育的创新和发展。这是一项具有深远影响力的举措，可以为全球的医学人文教育带来积极的变化。

开展跨国合作项目也是一条重要途径。各国医学院校可以开展跨国合作项目，共同开发课程，进行学术交流，分享经验和知识。这种合作不仅可以拓宽学生的视野，还可以促进医学研究的发展，为解决全球性的医学问题提供更多思路。例如，中美、中欧之间的医学院校，可以开展定期的学生交流项目，让学生有机会接触到不同的文化背景和医学理念。这些交流项目可以帮助学生更好地理解彼此的文化和医学理念，促进医学领域的创新和发展。同时，这些合作还可以加强医学院校之间的联系，促进学术交流和资源共享，提高医学教育的质量和水平。

在课程设计过程中，邀请国际医学人文领域的专家参与，是一个非常明智的选择。这些专家的经验和见解，不仅可以帮助丰富课程内容，还可以为医学人文教育工作者提供全球视野。通过引入不同文化背景和专业知识，可以增加课程的多样性和深度，从而更好地培养学生的综合素质和医学人文素养。此外，国际医学人文专家的参与，也可以促进中外学术交流与合作，推动医学人文领域的发展和进步。

以中国某医学院校与美国某医学院校的合作项目为例。两所学校在医学人文教育方面有着不同的侧重点，但都致力于培养学生的人文关怀和医学伦理素养。通过合作，双方共同设计了一门跨文化视角下的医学人文教育课程。这门课程首先介绍了中美的医学文化背景和价值观，然后对比了两国的医疗体系和伦理规范。每个章节都设有讨论环节，引导学生思考并分享自己的观点。此外，课程还安排了实地考察和模拟临床场景，让学生有机会亲身感受医学人文的实际应用。这门课程不仅让学生了解到不同文化背景下的医学人文观念，也提高了医学人文教育工作者的跨文化交流能力。同时，通过合作项目，两所学校也加强了彼此之间的联系，为未来的学术交流和合作奠定了基础。

医学人文教育是医学教育的重要组成部分，对于培养全面的医学人才具有重要意义。在选取和编排医学人文教育课程内容时，应注重基础理论、临床实践、素质培养和反映社会热点等方面；在编排上应遵循一定的逻辑顺序，使用模块化设计、互动式学习、案例教学和实践项目相结合的方法。同时，应通过建立完善的课程体系、加强教师培训、开展多元化活动、定期评估与反馈，以及加强国际交流与合作等优化策略，进一步提高医学人文教育的教学效果和质量。除此之外，还要加强医学人文教育课程设计中的国际交流与合作，这有助于提高教学质量，丰富课程内容，并培养具有全球视野的医学人才。

第三节 课程实施与教学方法

随着医疗技术的飞速发展，人们对医疗服务质量的期望值不断提高，医学人文教育在医学教育中的地位日益凸显。医学人文教育旨在培养医学生的人文素养，以更好地应对当今复杂的医疗环境。通过关注患者的情感，医学生可以更好地理解患者的需求，进而提供更为贴心的医疗服务。此外，医学人文教育还可以提高医学生的沟通技巧，使其能够更好地与患者及其家属进行交流，以减少误解和冲突，为构建和谐的医患关系奠定基础。因此，医学人文教育对于培养优秀的医学人才具有不可替代的作用。

（一）课程实施

医学人文教育的目标，是培养医学生的人文素养，使其具备理解、尊重和关爱患者的能力。通过教授医学伦理、医学心理学、医学社会学等课程，帮助医学生建立人文关怀的理念，提升其综合素养。医学人文教育还注重培养医学生的批判性思维能力，使其能够从不同的角度看待问题，对患者的需求有更深入的理解。通过组织临床实习、社区实践等活动，可以让医学生将理论知识应用到实践中，培养其解决实际问题的能力。在未来的医疗工作中，医学生需要面对各种复杂的医疗情境，需要具备解决患者问题的能力，同时还要能够与患者及其家属进行有效的沟通。医学人文教育通过培养医学生的人文素养和综合能力，能帮助其更好地适应未来的医疗工作。因此，医学人文教育的根本目标，是培养具备人文关怀理念的医学生，使其具备理解、尊重和关爱患者的能力，为未来的医疗工作做好准备。通过教授相关课程和组织实践活动，医学人文教育致力于提升医学生的综合素养，为患者提供更好的医疗服务。

在优化课程设置方面，为了确保医学生能够全面掌握医学人文知识，应该采取合理的措施来设置课程体系。必修课应该涵盖医学伦理、医学心理学、医学社会学等基础课程，这些课程是培养医学生人文素养所必需的。通过学习这些课程，医学生可以更好地理解患者的心理状态，更好地与患者沟通，从而提供更加人性化的医疗服务。选修课则可以包括医学史、医学哲学、医学文化等拓展课程，以满足不同医学生的兴趣和需求。这些课程可以帮助医学生了解医学发展的历程和趋势，掌握更加深入的医学知识和技能。同时，这些课程还可以培养医学生的批判性思维和创新能力，使其能够在未来的职业生涯中，更加灵活地应对各种挑战和困难。通过合理的课程设置，也可以为医学生提供更加全面和深入的医学人文教育。这将有助于提高医学生的综合素质，使其能够更好地适应现代医学发展的需要，为患者提供更加优质的医疗服务。此外，还可以通过开设跨学科的联合课程，如医学与文学、医学与哲学、医学与心理学等，使医学生能够更全面地了解和掌握医学人文知识。

在教学方法方面，应注重采用多种教学方法，如案例分析、小组讨论、角色扮演等，以提高医学生的学习兴趣和参与度。同时，还可以通过邀请医学人文领域的专家学者举办讲座或分享经验，为医学生提供更深入地了解和学习医学人文知识的机会。此外，还可以通过实践环节如社会实践、医疗实习等，让医学生将所学知识应用到实际工作中，加深对医学人文知识的理解和掌握。在这些实践环节中，医学生可以接触到真实的医疗环境和社会情境，更好地了解和体验医生职业的责任感和使命感。优化课程设置和教学方法，是确保医学生全面掌握医学人文知识的关键。通过合理设置课程体系，不断更新优化课程内容，以及采用多种教学方法和实践，可以帮助医学生更好地了解和掌握医学人文知识，提高人员的综合素质和职业能力。

实施多元化教学方法也是重要一环。可采用多种教学方法，如课堂讲解、案例分析、小组讨论、角色扮演等，以激发医学生的学习兴趣，提高其分析和解决问题的能力。可利用多媒体技术、网络平台等现代化教学手段，丰富教学内容，改善教学效果。此外，实施多元化教学方法也可以帮助学生更好地理解和掌握医学知识。例如，通过案例分析，学生可以了解疾病的实际案例，通过小组讨论和角色扮演，更好地理解患者的需求和心理，进而提高其分析和解决问题的能力。同时，利用多媒体技术、网络平台等现代化教学手段，教师可以更加生动形象地展示教学内容，提高教学效果。因此，实施多元化教学方法，也是医学教育改革的重要方向之一。通过采用多种教学方法和现代化教学手段，可以激发医学生的学习兴趣，提高其分析和解决问题的能力，进而提高医学教育质量。

（二）教学方法

在医学人文教育课程设计中，具体的教学方法可包括案例教学、角色扮演、线上教学、小组讨论等几种。案例教学是一种以实际案例为基础，通过分析和研究案例，培养学生分析和解决问题的能力的教学方法。在医学人文教育中，可以通过引入真实的医疗案例，让学生了解医疗过程中的人际关系、道德困境和法律问题，从而培养人员的医患沟通能力、团队协作精神和法律观念。例如，可以引入一个真实的医疗纠纷案例，让学生扮演不同的角色，如医生、护士、患者等，通过模拟解决纠纷的过程，让学生了解医患沟通的技巧、医疗风险的防范和处理方法等。

角色扮演是一种让学生通过模仿特定角色来学习特定技能的教学方法。在医学人文教育中，可以通过角色扮演让学生了解不同角色的心理状态、行为方式和沟通方式，从而培养他们的同理心、理解力和沟通能力。例如，可以让学生扮演一位患有罕见疾病的患者，让他们体验患者的心理状态和行为方式，从而培养他们的同理心和医患沟通能力。

小组讨论是一种让学生分组讨论某一主题的教学方法。在医学人文教育中，可以通过小组讨论让学生对某一主题进行深入探讨，从而培养他们的独立思考能力、批判性思维和团队协作精神。例如，可以让学生分组讨论医疗伦理问题，通过讨论让学生了解伦理原则、道德价值和医疗实践中可能遇到的困境。举例来说，在某医学院校的医学人文课程中，教师设计了一个关于"医疗伦理"的讨论。医学伦理是医学人文教育的重要内容，要求学生了解并思考如何在医疗实践中合理平衡患者的利益和医生的职责。而小组讨论可以帮助学生深入探讨这一主题，并从多个角度审视医疗伦理问题。要明确小组讨论目标。小组讨论目标包括三方面，一是增进学生对医学伦理理论的理解，二是培养学生的批判性思维和沟通能力，三是通过案例分析让学生学会如何在实际情况中运用医学伦理原则。在小组讨论过程中，教师将学生分成若干小组，并为每个小组提供了一个真实的医学伦理案例。学生需要在小组内进行讨论，分析案例中的伦理问题，并提出解决方案。每个小组的讨论结果将在全班分享，学生们可以互相评价和学习。

通过小组讨论，学生们更加深入地理解了医学伦理的原则和实践。同时，学生们的批判性思维得到了增强，沟通能力得到了提高，学会了如何从多个角度看待问题。另外，学生们也更加重视医疗伦理在实践中的应用，并认识到医学人文在医疗中的重要性。从这里就可以看出，小组讨论是一种有效的学习方式，可以帮助学生培养批判性思维、沟通技巧和合作能力。而在医学人文课程中应用小组讨论，可以帮助学生更好地理解和应用医学伦理原则，提高他们的医学人文素养，这对于未来的医疗实践具有重要的意义。

线上教学是一种利用互联网技术进行教学的方法。在医学人文教育中，可以通过线上教学让学生随时随地学习人文知识，同时可以借助互联网的丰富资源，拓宽学生的知识面和视野。例如，可以利用大型开放式网络课程（MOOC）平台，让学生在线学习医学伦理学、卫生法学等课程，同时可以通过视频讲座、在线论坛等方式进行交流和讨论。例如，在疫情期间，为了确保医学教育的连续性和安全性，许多医学院校被迫转向线上教学。这为医学人文教育课程设计带来了新的挑战和机遇，需要创新教学方式以适应远程教学的需求。本案例旨在分析如何有效地设计和实施医学人文教育的线上教学，以满足学生的学习需求，并提高其对于医学人文精神的理解和实践能力。以一门名为"医学人文关怀与沟通"的课程为例，介绍线上教学的具体实施过程。该课程主要涵盖了医学人文关怀、医患沟通技巧、患者权益保护等方面的内容。在课程设计中，采用了多种线上教学工具和资源，包括在线视频讲座、虚拟实验室、在线讨论板、医学伦理案例分析，等等。同时，为了增强学生的参与感和互动性，还引入了小组讨论、角色扮演、在线测验等形式。在课程结束后，通过问卷调查和个别访谈的方式，对学生的学习效果进行了评估。其结果显示，大部分学生对线上教学方式表示满意，认为它能够提供便捷的学习机会，同时也对医学人文精神有了更深入的理解和实践能力。

通过本案例的分析，可以看到线上教学在医学人文教育中的潜力和优势。在未来，应该进一步探索线上教学的创新方式，不断提高医学人文教育的质量和效果。对于医学人文教育课程设计来说，每种方法都有其优点和适用范围。在具体的教学过程中，可以根据课程目标和教学内容选择合适的教学方法，并结合多种教学方法进行综合教学。

互动式教学法是一种强调师生互动的教学方法，通过课堂讨论、提问、分享等方式，鼓励医学生积极参与教学过程，并与教师进行互动交流。这种方法能够提高医学生的思考能力和学习的主动性。医学人文教育的互动式教学应用也比较广泛，例如通过模拟患者体验，帮助学生理解并学习如何在医疗环境中与患者进行有效沟通。教学步骤主要分为：教师准备，设计患者体验场景，包括模拟病历、医疗器械和药品等；学生分组，每组由3~4名学生组成，每组选出一名学生扮演患者；模拟体验，学生扮演患者，其他学生扮演医生或护士，进行初步的问诊和检查。在此过程中，教师观察学生的沟通技巧和表现，并在结束时给予反馈；反馈与讨论，学生和教师共同讨论在模拟体验中的沟通技巧和可能遇到的问题。教师提供专业的反馈，引导学生思考如何更好地与患者沟通；总结与应用，学生根据所学到的知识和反馈，对模拟体验中的沟通技巧进行总结，并思考如何在未来的医疗实践中应用这些技巧。

再如，以医疗伦理决策为讨论主题，通过模拟医疗伦理决策场景，帮助学生培养解决伦理问题的能力，并学习如何在复杂的医疗环境中做出正确的决策。教学步骤包括：教师准备，设计医疗伦理决策场景，包括模拟病历、医疗器械和药品等；学生分组，每组由3~4名学生组成，每组选出一名学生扮演医生或护士；模拟决策，学生扮演医生或护士，根据模拟病历和情境进行决策，在此过程中，教师观察学生的决策过程和表现，并在结束时给予反馈；反馈与讨论，学生和教师共同讨论在模拟决策中的问题、挑战和可能的解决方案，教师提供专业的反馈，引导学生思考如何在复杂的医疗环境中做出正确的决策；总结与应用，学生根据所学到的知识和反馈，对模拟决策中的问题、挑战和解决方案进行总结，并思考如何在未来的医疗实践中应用这些经验和技巧。

实践活动法是一种通过实践操作来巩固理论知识的教学方法，通过组织医学生参加志愿服务、社会调查等实践活动，让其亲身感受患者需求、了解社会问题。通过实践活动，医学生能够将理论知识应用到实际工作中，提高解决实际问题的能力。例如，以"临终关怀"为主题进行医学人文实践活动的探究：在中国，随着老龄化社会的到来，临终关怀成为一个日益重要的话题。临终关怀旨在为即将离世的患者提供舒适、无痛苦和有尊严的照护，同时也关注照顾者的身心健康。然而，当前许多医务人员对临终关怀的认识和技能不足，导致患者在临终阶段未能得到充分的关怀和照护。通过实践活动，可以让医学生了解临终关怀的理念、技术和实践，提高对临终关怀的认识和技能，培养同理心和人文关怀能力。

实践活动内容主要包括四个组成部分，分别是理论学习、实地参观、角色扮演、小组讨论。其中，理论学习是指，邀请临终关怀专家为学生进行专题讲座，介绍临终关怀的基本理念、发展历程、技术和实践经验等。实地参观是指，组织学生参观当地的临终关怀机构，观察和体验临终关怀的实践，与患者及其家属交流，了解他们的需求和感受。角色扮演是指，分组进行角色扮演，模拟临终关怀场景，让学生亲身体验患者和家属的心情，培养他们的同理心和沟通能力。小组讨论是指，组织学生进行小组讨论，分享参观和角色扮演的感受，探讨临终关怀中遇到的问题和挑战，提出解决方案。

通过实践活动，学生不仅了解了临终关怀的基本知识和技能，更重要的是，可以在实践中体验到患者和家属的需求和情感，培养同理心和人文关怀能力。这些能力对于未来的职业生涯至关重要。通过实践活动，学生能够将理论知识与实际情境相结合，提高对医学人文问题的认识和理解能力，培养人文关怀能力。因此，在未来的医学人文教育中，应该更加注重实践活动法的应用，为学生提供更多的实践机会，使其在实践中成长为具有人文关怀的医学人才。

医学人文教育的课程实施与教学方法，在培养医学生的人文素养和综合能力方面扮演着至关重要的角色。为了提高医学生的临床思维能力、沟通技巧和人际交往能力，教育者必须树立明确的教学目标，优化课程设置，采用多元化教学方法等途径。这些措施旨在培养具备人文关怀的合格医生，为医学人文教育的新模式不断探索与实践。在课程实施方面，教育者应注重医学生的主体性，激发人员的学习兴趣和动力。通过合理安排教学内容，采用生动有趣的案例和具有实际意义的问题，引导医学生主动思考、探究和解决问题。同时，教育者还应积极引入新技术和手段，如在线课程、模拟病例等，为医学生提供更加丰富、多样化的学习资源。在教学方法方面，教育者应注重启发式教学，培养医学生的自主学习和创新能力；通过组织小组讨论、角色扮演等活动，鼓励医学生积极参与课堂讨论，促进合作学习和交流。此外，教育者还应加强对医学生的引导和帮助，及时发现和解决他们在学习中遇到的问题，提高学习效果和教学质量。通过不断探索与实践新的教育模式，教育者可以更好地满足医学生的学习需求，并提高其综合素质和能力水平，为医疗卫生事业的发展做出积极贡献。

第四章 医学人文教育师资队伍

第一节 师资队伍的构成与素质要求

随着社会的不断进步和医学模式的转变，医学人文教育在医学教育中的作用逐渐得到重视。医学人文教育旨在培养医学生的人文素养，以帮助其更好地理解患者，提供人性化的医疗服务。为了实现这一目标，拥有一支高素质、专业化的医学人文教育师资队伍是至关重要的。这支队伍应该具备扎实的医学知识、丰富的教学经验以及深厚的人文素养，能够通过有效的教学方法和手段，引导医学生发现患者需求，培养他们的同理心、沟通能力和团队协作精神。只有这样，才能真正实现医学人文教育的目标，为医学生提供全面、系统、人性化医疗服务打下坚实的基础。

（一）医学人文教育师资队伍的构成

一是医学人文专职教师。医学人文专职教师是医学人文教育的核心力量，需要具备深厚的人文社科背景和丰富的医学人文教育经验。这些教师通常拥有人类学、社会学、心理学、哲学等相关学科的学位或证书，并接受过系统的医学人文教育培训，以便更好地理解和传授医学人文知识。医学人文专职教师的主要职责是教授医学人文课程，引导学生认识医学中的人性、伦理和道德问题，培养学生的医学人文素养和职业操守。他们还参与医学人文研究，编写教材，开展实践活动等，为提高医学人文教育质量做出了积极的贡献。这些教师在教学和研究中，注重培养学生的批判性思维和独立思考能力，引导学生从多角度看待医学问题，理解患者的需求和情感。教育方法是灵活多样的，包括课堂讲解、案例分析、小组讨论、角色扮演等，以帮助学生更好地掌握医学人文知识，提高医学人文素养。因此，医学人文专职教师是医学教育中不可或缺的一部分，尤其是在培养具有人文关怀意识和道德意识的医学人才方面，发挥着至关重要的作用。

二是临床人文导师。临床人文导师主要由具有丰富临床经验的医生组成，在教授医学生临床技能的同时，可以将人文关怀融入医疗实践中，帮助医学生将理论知识应用于实际情境。这些医生不仅在医疗领域拥有卓越的专业技能，同时还具备深厚的人文素养。在医疗实践中，他们注重从患者角度出发，关注患者的情感需求，因此善于培养医学生的同理心和沟通能力，通过教导医学生如何更好地与患者沟通，了解患者的心理状态，为患者提供更加全面、人性化的医疗服务。此外，临床人文导师还通过丰富的案例和实践教学，帮助医学生更好地理解临床情境中的复杂问题。通过引导医学生分析真实案例，还可以培养医学生的问题解决能力，培养批判性思维。这种教学方法不仅使医学生能够更好地掌握临床技能，还能够帮助其更好地适应未来的医疗工作环境。因此，临床人文导师在医学教育中，同样也扮演着十分重要的角色。通过将人文关怀与医疗实践相结合，可以帮助医学生培养出更加全面、人性化的医疗技能和职业素养。

三是跨学科合作团队。医学人文教育需要跨学科的合作，师资队伍中应包括来自不同学科领域的专家，如医学、护理学、药学、生物技术等领域的专家。通过跨学科的合作，可以确保教学内容的全面性和深入性。这些专家不仅具备各自领域的专业知识，还能够从不同的角度，为医学人文教育提供独特的见解和实践经验。医学是一门涉及人体结构和功能的复杂学科，护理学则是关注患者护理和康复的重要领域。药学则涉及药物的研发、生产和应用等方面，而生物技术则是以生物体系为基础，应用工程技术来解决问题的一种综合性科学技术。这些不同学科的专家可以相互补充，共同为医学人文教育的质量和效果提供坚实的保障。通过跨学科的合作，可以将医学人文教育与临床实践紧密结合，确保教育内容既具有理论深度，又具有实践操作性。同时，这种合作还能够促进不同学科之间的交流和互动，推动医学领域的创新和发展。因此，为了实现医学人文教育的目标，需要重视跨学科的合作，建设一支由不同学科领域专家组成的师资队伍。这将为医学人文教育提供强有力的支持，同时也能够提升整个医学领域的综合水平。

四是志愿者讲师。来自不同领域的志愿者讲师，以其独特的经验和见解，为医学人文教育注入了丰富的多样性，提供了独特的视角。医学志愿者讲师不仅具备扎实的医学知识，还拥有敏锐的社会洞察力和深刻的人文素养。通过分享自己的经验和见解，他们能够帮助学生更好地理解社会问题和社会价值，培养学生的社会责任感和人文关怀精神。这些讲师的加入，使得医学人文教育更加贴近实际，更加生动有趣。具体而言，授课内容涵盖了广泛的领域，包括生命伦理、医疗社会学、医学心理学、健康政策等。通过生动的故事、鲜活的案例和深入浅出的解析，可以帮助学生理解社会问题和社会价值，培养学生的社会责任感和人文关怀精神。这些讲师的授课方式也是多样化的，比如采用讲座、讨论、案例分析等多种形式，让学生在学习中感受到人文精神的魅力。同时，这些志愿者讲师也带来了对医学人文教育的反思和推动。他们通过分享自己的经验和见解，不断探索医学人文教育的新的方法和途径，为医学教育的发展贡献了自己的力量。因此，应该鼓励更多的人加入这个行列，共同推动医学人文教育的发展和进步。

（二）医学人文教育师资队伍的素质要求

医学人文教育是医学教育的重要组成部分，对于培养全面的医学人才具有至关重要的作用。高素质的医学人文教育师资队伍可以更好地引导学生学习人文知识并将其应用于医疗实践中，提高人员的医疗技能和人文素养。同时，高素质的医学人文教育师资队伍可以更好地理解患者的需求和情感，并将其应用于医疗实践中，提高医疗服务的质量和效率。通过更好地与患者沟通，可以建立信任和合作关系，减少医疗纠纷和投诉。另外，高素质的医学人文教育师资队伍还可以推动医学教育的改革和创新。通过提出更新的教育理念和方法，开发更适合医学人才发展的课程和教材，探索更有效的教育模式和手段，可以为医学教育的改革和创新做出更多的贡献。除此之外，高素质的医学人文教育师资队伍在促进医疗卫生事业的发展方面也很关键，可以为医疗卫生事业的发展提供强有力的人才支持，提高医疗卫生服务的质量和效率，推动医疗卫生事业的可持续发展。

从人文素养的角度看，医学人文教育师资队伍应该由一群具备卓越人文素养的教师组成，并对人类文化、社会现象、生命意义有着深刻的理解和感悟。这些教师不仅具备扎实的医学知识，还拥有丰富的人文情怀和广阔的视野，能够将医学与人文有机地结合起来，传递给医学生更加全面、深入的知识和价值观。这些教师对医学人文教育充满热情，不断探索和创新教学方法，以适应时代的需求和学生的需求；并且善于引导学生思考人类生命与疾病的本质，帮助学生建立正确的人生观和价值观，培养医学生的同理心，引导他们关注患者生活质量和社会适应能力。此外，这些教师还注重自身素质的提高，不断学习和进修，以保持其教育理念和教学方法的领先地位；通过积极参与学术交流活动，与同行分享经验和成果，推动医学人文教育不断发展。除此之外，医学人文教育师资队伍还应当具备扎实的社会科学知识，包括心理学、社会学、历史学、哲学、文学等，应该对人类文化和社会现象有深入的了解，能够对社会现象进行深刻的分析和解释，理解社会变迁对人类生活的影响。同时，他们还应具备较高的人文素养，对生命意义、人性、道德等问题有深刻的理解和感悟，能够引导学生思考人生的价值和意义。对于医学人文教育师资队伍来说，良好的人际交往能力是必不可少的，要能够与不同背景的学生建立联系，理解他们的需求和情感；同时，还要具备批判性思维的能力，能够引导学生对医学伦理问题进行深入的思考和讨论。他们利用丰富的教学经验，能够根据学生的特点和需求，进行有针对性的教学指导，从而提高学生的医学人文素养。

从跨学科知识的角度看，教师需要具备跨学科的知识和视野，能够将医学与人文学科知识融合，引导医学生从多角度思考问题。这些知识和视野不仅包括医学领域的专业知识，还涵盖了生物学、化学、物理学等多个科学领域，以及历史学、哲学、社会学等人文领域。教师需要具备广博的知识储备和深入的研究能力，以便能够将不同学科的知识进行有机融合，形成一种综合性的医学教育模式。教师还需要具备良好的教学能力和引导能力，能够通过各种教学方法和手段，激发医学生的学习兴趣和热情，引导他们从多角度思考问题。教师需要关注学生的个性和需求，以了解不同的兴趣爱好和学习方式，并提供个性化的教学方案和指导。此外，教师还需要关注医学教育的最新发展趋势和研究成果，不断更新自己的知识和观念，以保持与医学领域的最新发展同步。同时，教师还需要与医学界及其他领域的专家进行紧密合作，共同探讨和研究医学教育的最佳实践和理论。

从临床实践经验的角度看，教师需要具备丰富的临床实践经验，能够将医学知识与人文关怀紧密结合，以指导医学生将理论知识灵活应用于实际情境。临床实践经验是教师必须具备的一项重要素质，有助于教师更好地传授医学知识，并引导学生将理论知识转化为实践操作。同时，教师还需要具备良好的人文关怀素养，以便更好地关心和理解患者的需求，从而指导医学生更好地为患者服务。教师需要关注患者的情感和心理需求，并能够与患者进行有效的沟通。通过教师的引导，医学生可以逐渐培养起对患者的人文关怀意识，从而更好地为患者提供全面的医疗服务。此外，教师还需要具备一定的教学能力和团队协作能力。教学能力包括能够清晰地讲解医学知识，有效地指导学生进行临床实践操作，以及能够制定合理的教学计划和评估标准等。团队协作能力则是指教师需要与同事、患者及其家属等进行有效的沟通和合作，共同为患者提供最佳的医疗服务。只有这样，才能够更好地指导医学生将理论知识应用于实际情境，为患者提供更优质的医疗服务。

从教学能力的角度看，教师需要具备良好的教学能力，包括课程设计、授课技巧、评估与反馈等。并且能够采用多种教学方法和手段，如案例分析、小组讨论、角色扮演等，来激发医学生的学习兴趣并启发思考。同时，教师还需要具备良好的课堂掌控能力和沟通表达能力，以便更好地传授知识并与学生互动。一个优秀的指导者，需要具备高超的课堂掌控能力，能够熟练地掌控课堂秩序，确保学生在课堂上的行为规范和纪律。此外，教师还需要具备出色的沟通表达能力，能够清晰地传达知识，并能够灵活地与学生进行互动，调动学生的积极性。在传授知识方面，教师需要具备系统化的教学思维和丰富的教学经验，能够将复杂的知识点以简单易懂的方式呈现给学生，并能够根据学生的不同需求和水平进行个性化的教学。

在与学生互动方面，教师需要具备亲和力、耐心和敏锐的观察力，能够关注学生的情感需求，听取学生的意见和建议，并及时调整教学策略，以更好地满足学生的需求并提高教学质量；除此之外，还需要具备严谨的学术态度和不断更新的医学知识，以提供最新、最准确的医学教育，更好地满足学生的学术需求，帮助医学生掌握最新的医学技能。教师还应该注重自身能力的提高，通过不断学习和实践，提升自己的教学水平和专业素养。在医学教育中，教师与学生之间的互动是非常重要的。良好的互动关系可以激发学生的学习兴趣，改善他们的学习效果。因此，教师应该注重与学生建立良好的关系，通过积极有效的沟通方式，增强与学生的互动和交流。只有这样，才能为学生提供更好的医学教育和服务。

教师作为医学教育的核心力量，需要具备极高的道德素质。这不仅包括良好的职业道德、严谨的职业行为，还需要有强烈的责任感和无私的奉献精神。这些特质能够使教师在医学教育领域中，准确地引导医学生树立正确的价值观和职业操守。他们需要以身作则，成为医学生道德品质的典范和引领者，从而培养出具备良好道德素质的医学人才。除了道德素质，专业素养也是重要组成部分。教师作为医学教育的核心力量，还需要具备深厚的专业素养。这包括扎实的医学基础知识、广泛的相关学科知识和丰富的临床实践经验。只有具备了这些专业素养，教师才能更好地指导医学生，帮助其掌握医学知识和技能，提升医学生的专业素养。同时，教师还需要不断更新自己的医学知识和技能，以适应医学教育不断发展的需求。在教学方法上，教师需要积极探索和创新教学方法，以更好地指导医学生。这包括采用案例教学、问题导向教学、小组讨论等多种教学方法，使医学生能够更好地掌握医学知识和技能。同时，教师还需要注重培养学生的创新能力和实践能力，鼓励医学生开展科研项目和实践操作，为他们未来的职业生涯打下坚实的基础。

教师需要具备强烈的创新意识和卓越的能力，这使他们能够敏锐地关注最新的研究进展和教育趋势，并不断更新自身的教育理念和方法。这些教师能够灵活地运用各种教学方法和手段，以适应不同学生的需求和兴趣，从而激发他们的创新思维和潜力。此外，这些教师还能够与其他教师以及教育机构合作，共同探索新的教育模式和方法，以推动教育的发展和进步。医学人文教育不仅仅是传授知识，更是一种思考方式的培养。具备创新能力，可以帮助教育工作者在教育过程中，引导学生打破思维定式，培养批判性思考能力和创造性思维。而且随着社会的不断发展，对医学人文教育的需求也在不断变化。具备创新能力的教育工作者，能够敏锐地察觉到这些变化，并调整教育策略，以适应新的社会需求。同时，创新也是医学进步的重要动力。具备创新能力的医学人文教育工作者不仅可以在教育中鼓励学生探索新的医疗技术和治疗方法，还可以帮助他们更好地理解医学与社会的关系，为医学的进步做出贡献。现代医学模式要求培养出既具备专业知识，又具备人文素养的综合性人才，而具备创新能力的医学人文教育工作者，可以更好地实现这一目标，培养出能够适应未来医疗需求的人才。因此，创新能力也是医学人文教育工作者的必备素质之一，可以帮助他们更好地完成教育任务，提高教育质量，培养出更具竞争力的医学人才。

  教师需要具备良好的沟通能力，能够与医学生建立良好的师生关系，倾听他们的需求和困惑，给予有效的指导和支持。医学人文教育工作者需要具备良好的沟通能力，因为这有助于建立良好的医患关系。医务人员只要能够耐心、专心和关心地倾听患者的诉说，并给予积极回应，比如专注的眼神、同情的表情，偶尔前倾一下身体或者应声点头等，就可以表示自己在认真倾听。这不仅是了解病情的需要，也是建立良好医患关系的需要。它可以增进患者对医务人员的信任感，从而树立战胜疾病的信心。同样，沟通能力也是有效沟通的基础。医务人员需要能够主动承担责任，即使遇到病程复杂的患者，也要在自身能力和技术的范围内积极诊治，而不是推诿和避免担责。当然，主动承担责任并不是蛮干。因此，良好的沟通能力是医学人文教育工作者所必须具备的重要能力之一。

  教师需要具备团队协作能力，能够与不同学科领域的专家合作，共同开展医学人文教育活动。在医学团队中，互信是成功合作的前提，它建立在成员相互认可、尊重和依赖的基础上。通过提高团队协作能力，医学人文教育工作者可以帮助团队成员建立良好的工作关系和合作精神，从而进一步增强互信。一个成功的医学团队，需要共同追求团队的目标，分享信息、知识和经验，从而提高整体治疗效果。医学人文教育工作者可以通过培养团队协作能力，帮助团队成员更好地协作，实现团队共同目标。在医学团队中，有效沟通是保证团队协作成功的重要环节。通过提高团队协作能力，医学人文教育工作者可以帮助团队成员更好地理解彼此的需求和期望，提高沟通效率，进而提高整体治疗效果。而在医学实践中，遇到的问题往往是复杂的，并且需要多学科协作解决。通过提高团队协作能力，医学人文教育工作者可以更好地整合资源，调动团队成员的积极性，共同解决问题。在医学领域，不同学科之间的交叉融合，对于解决一些复杂疾病问题也是至关重要的。通过提高团队协作能力，医学人文教育工作者可以促进不同学科之间的交流和合作，进一步推动学科交叉融合。因此，医学人文教育工作者应该积极探索团队协作的策略和方法，不断提升团队协作能力。

教师需要具备终身学习意识，不断更新自己的知识和技能，适应医学人文教育的不断发展和变化。随着社会的发展和科技的进步，医学领域的知识和技术也在不断更新和改进。终身学习可以使医学人文教育工作者及时掌握最新的医学知识和技术，跟上时代步伐，从而更好地服务于人民健康。通过不断学习和充实自己的知识储备，医学人文教育工作者也可以更好地理解和传授医学知识，提高教学质量；同时，可以更好地引导学生培养正确的医学观念和提高人文素养，为学生未来的职业生涯打下坚实的基础。在医学领域中，竞争比较激烈，医学人文教育工作者需要不断学习和提高自己的专业素养，以增强职业竞争力；通过终身学习，不断提高自己的业务技术水平，达到更好地为人民健康服务的目的。另外，终身学习还可以帮助医学人文教育工作者在职业生涯中取得更好的成就，促进个人发展。通过不断学习和探索，可以发现更多的兴趣爱好和职业潜能，从而实现自我价值和人生目标。只有树立终身学习的理念，才能不断丰富、充实和完善自己，提高自己的业务技术水平，从而为人民健康提供良好服务。

医学人文教育是培养医学生人文素养和道德责任感的重要途径。为了实现这一目标，建立一支高素质、专业化的医学人文教育师资队伍是至关重要的。不管是从构成还是素质要求的角度，都需要对医学人文教育师资队伍进行深入探讨。未来的研究中，还应进一步关注师资队伍的培养和发展，以提高医学人文教育的质量和效果。

第二节　教师培训与专业发展

　　随着医学技术的飞速发展和进步，医学人文教育的重要性日益凸显。在这个背景下，教师培训和专业发展成为推动医学人文教育进步的关键因素。医学人文教育不仅关注疾病的治疗和预防，还关注患者的情感、社会需求以及医疗体系中的人性化因素。这种教育的目标是使医生具备更高的人文素养，能够更好地理解患者，提供更人性化的医疗服务。然而，医学人文教育的实施面临着诸多挑战。其中之一是缺乏具备专业素养的教师。医学教师不仅需要具备丰富的医学知识，还需要具备较高的人文素养和沟通能力。因此，教师培训和专业发展也成为推动医学人文教育进步的关键环节。

　　教师培训和专业发展的内容应该涵盖多个方面。首先，教师应该接受系统的人文学科教育，包括哲学、社会学、心理学等。其次，教师应该学习如何与患者建立良好的沟通关系，以便更好地理解患者的需求和情感。最后，教师还应该学习如何将医学人文理念融入日常的医疗实践，从而使医生具备更高的人文素养。为了提高教师培训和专业发展的效果，应该采取多种形式的教学方式。例如，可以组织专题讲座、研讨会、案例分析等教学活动，以帮助教师更好地理解和掌握医学人文教育的理念和实践。此外，还可以邀请具有丰富医学人文经验的专家学者进行授课，以提供更具针对性和实用性的指导。推动医学人文教育进步，教师培训和专业发展是关键因素。通过加强教师培训和专业发展，可以提高医学教师的专业素养和人文素养，从而更好地培养医生的医学人文素养，并提供更人性化的医疗服务。

（一）教师培训

　　医学人文教育是指在医学教育中融入人文精神，旨在培养医生对患者的全面理解和关爱，提升医疗服务的温度和质量。医学人文教育不仅关注疾病的治疗，更关注患者的心理、社会和身体需求，强调医生对患者的人道主义关怀。在当今社会中，人们对医疗服务的期待不再仅仅是治愈疾病，更期望得到尊重、关怀和理解。因此，医学人文教育的重要性日益凸显，有助于培养医生的沟通技巧、同理心和伦理素养，提高医疗服务的质量和水平。

尽管医学人文教育的重要性日益得到认可，但在实际教学中，许多教师面临着缺乏相关经验和技能的挑战，可能主要是在医学人文教育知识和技能等方面不足以满足学生的学习需求。例如，一些培训课程可能过于注重理论知识的传授，而忽略了实践操作的重要性，导致教师无法将所学知识应用到实际教学中。另外，培训方式单一，缺乏实践性和互动性，难以激发教师的参与热情。例如，一些培训课程可能采用传统的讲授方式，而忽略了教师之间的互动和交流，导致教师无法真正掌握相关知识和技能。为了解决这些问题，需要采取一些措施。首先，需要加强教师培训的针对性和实践性。例如，可以根据教师的实际需求设计培训课程，并采用多种教学方式，如案例分析、角色扮演、小组讨论等，以提高教师的实践操作能力。其次，需要提高教师对医学人文教育的认识和理解。例如，可以邀请医学人文领域的专家为教师举办讲座和培训，以提高教师对医学人文教育的认识和理解。最后，需要加强教师之间的互动和交流。例如，可以组织一些研讨会和交流活动，鼓励教师分享自己的经验和技能，以提高整个教师团队的教学水平。

为了解决上述问题，还需要从以下几方面着手，共同推动医学人文教育的教师培训和专业发展。

首先，制订系统性的培训计划。教育指导与改革需要从长远出发，制订系统性的培训计划，包括初阶、中阶和高阶的培训内容。这样的计划可以帮助教师逐步提升医学人文教育的技能和知识。在初阶培训中，应注重基础知识的掌握和基本技能的培养，例如对医学人文理论的理解、医学伦理原则的运用、医患沟通技巧的掌握等。同时，还需要了解各种医学人文教育方法，如案例讨论、角色扮演、小组讨论等。中阶培训则应注重提高教师的医学人文教育能力和实践水平。这包括对医学人文教育的深入理解、对医患关系的有效处理、对医疗纠纷的防范和处理等方面的能力。此外，还需要掌握一些先进的医学人文教育理念和方法，如叙事医学、人本主义医学等。高阶培训则应注重提高教师在医学人文教育方面的领导力和创新力。这包括对医学人文教育的战略规划能力、对医患关系的协调沟通能力、对医疗纠纷的解决能力等。同时，还需要掌握一些先进的领导方法和创新思维，如敏捷管理、设计思维等，以推动医学人文教育的不断发展和创新。通过以上系统性的培训计划，可以帮助教师逐步提升医学人文教育的技能和知识，提高其教育水平和教学质量，为培养出更加优秀的医学人才做出贡献。

其次，要增强实践性和互动性。培训应该具有更多的实践性和互动性，让教师在实际操作中深入学习和体验医学人文教育的内涵和方法。通过组织各种实践活动，比如角色扮演、模拟对话等，可以鼓励教师们积极参与讨论和分享，使其更加深入地掌握医学人文教育的实际应用。此外，这些活动还可以提高教师的沟通技巧和团队协作能力，以便在医学人文教育方面可以更加自信和有成就感。

最后，提升教师的伦理素养也很重要。伦理素养是医学人文教育的重要组成部分，应重视提升教师的伦理素养。可以通过专门的伦理课程、案例讨论等方式，帮助教师理解和应用伦理原则。此外，也需要重视医学人文教育的实践性和应用性。教师可以通过组织学生进行角色扮演、模拟操作等方式，让学生在实际场景中体验和学习医学人文知识，从而提高他们的医学人文素养。同时，还可以邀请医学界专家、社会名人等为学生开展医学人文讲座和分享会，让学生从不同角度了解和认识医学人文的重要性。医学人文教育不仅仅是医学专业的必修课程，也应当成为医学教育的重要组成部分。因此，应当建立完善的医学人文教育体系，包括课程设置、教学资源、教师培训等方面。同时，应当注重医学人文教育与医学专业教育的有机融合，使医学人文教育贯穿于医学教育的全过程。只有不断加强医学人文教育，才能培养出更多具有高尚医德、深厚人文素养的医学人才，从而为人民的健康提供保障。

为了确保培训的有效性，必须定期对培训效果进行评估。通过问卷调查和教师反馈等方式，可以深入了解培训中存在的问题和不足之处，从而及时进行调整和改进。为了充分激发教师参与医学人文教育的积极性和热情，还应当建立相应的激励机制。例如，可以设立专门的奖励机制，表彰在医学人文教育方面表现优秀的教师。这些教师不仅在教育工作中取得了卓越的成绩，还为提升医学人文教育质量做出了巨大的贡献。通过这种方式，可以激励更多的教师积极参与医学人文教育，提高教育质量，为培养更多具备人文关怀能力的医学人才做出更大的贡献。

医学人文教育的质量和水平，在很大程度上取决于教师的素质和能力。因此，通过教师培训和专业发展，提升教师的医学人文素养和教学技能，是推动医学人文教育进步的关键。为此，应该从制订系统性的培训计划、增加实践性和互动性、提升教师的伦理素养、评估培训效果、建立激励机制等方面入手，全面提升教师的医学人文教育水平，为培养具有人文关怀能力的医生提供坚实的保障。

（二）专业发展

在当今的医疗环境中，医学人文教育的重要性日益凸显，这一点不容忽视。随着科技的不断进步，医学模式也在逐步转变，这使得医学人文教育在培养新一代医学人才方面发挥着至关重要的作用。医学人文教育工作者作为培养医学人才的关键力量，承担着不可或缺的责任，不仅需要传授医学知识，还需要关注学生的全面发展，培养他们的人文素养和道德观念。只有这样，才能确保新一代医学人才具备全面的技能和素质，更好地为患者服务。随着科技的发展，医疗技术日新月异，但医学的本质始终是关注人的生命与健康。医学人文教育正是培养医学生关爱生命、尊重人权、善待患者等价值观的重要途径，正是为了培养医学生的这种全面素质而存在的。此外，医学人文教育对于提高医疗服务质量、缓解医患矛盾、提升医生职业素养等方面，都具有重要的应用意义。在当今社会，医疗环境日益复杂，医生面临着越来越多的挑战和压力。只有具备良好医学人文素养的医生，才能更好地应对这些挑战和压力，为患者提供优质的医疗服务。

在过去，医学教育主要关注生物医学和临床技能的培养，但随着社会的发展，人们对医疗服务质量的要求也在不断提高，医学人文教育逐渐受到重视。医学人文教育旨在培养医学生的文化素养、沟通技巧和伦理道德等，使其能够更好地适应多元化的医疗环境，提供更加人性化、全面化的医疗服务。医学人文教育工作者在医学教育中扮演着重要的角色，不仅需要具备丰富的人文知识和专业技能，还要能够将这些知识融入医学教育，帮助医学生提高人文素养。此外，医学人文教育工作者还需要关注医学生的心理健康和职业规划，为其提供必要的支持和指导。

首先，医学人文教育工作者应具备丰富的人文知识和技能，包括文学、哲学、心理学、社会学等，通过参加培训课程、阅读经典著作、参与学术交流等方式，不断提高自身的人文素质，为开展医学人文教育打下坚实的基础。医学人文教育工作者需要关注社会热点问题，了解社会变革的动向和趋势，掌握社会发展的最新动态；同时，还需要关注医疗卫生领域的最新进展和趋势，了解医疗卫生领域所面临的各种挑战和问题，以便在开展医学人文教育时，能够更好地结合实际情况，帮助学生更好地理解和掌握相关的知识和技能。医学人文教育工作者还需要具备一定的教育心理学知识和人际交往能力。在开展医学人文教育时，需要能够与学生建立良好的沟通和互动关系，了解学生的需求和问题，以便能够更好地引导学生发现和解决问题。同时，还需要具备一定的课堂管理和组织能力，能够有效地引导学生参与课堂讨论和实践活动，提高学生的学习积极性和主动性。只有这样，才能够更好地开展医学人文教育，培养出更多具备人文关怀能力和医学素养的优秀人才。

其次，医学人文教育工作者需要不断提高课程设计、评估等方面的教学能力，通过参加教育培训、观摩优秀教师授课、反思自身教学实践等方式，不断提高教学水平，为培养优秀的医学人才贡献力量。医学人文教育工作者还需要不断扩大自己的知识面，关注最新的医学进展和人文教育理论，保持对医学人文领域的兴趣和敏锐度；可以通过阅读学术期刊、参加学术会议、与同行交流等方式，不断更新自己的知识结构，为培养具备创新意识和批判性思维的医学人才提供支持。同时，医学人文教育工作者还需要注重培养学生的综合素质，包括语言表达、沟通技巧、团队协作、临床技能等方面。可以通过组织小组讨论、模拟临床场景、邀请专家讲座等方式，提高学生的综合素质和实际操作能力，为培养全面发展的医学人才奠定基础。通过采取以上措施，可以更好地适应新时代医学教育的需求，为推动医学事业的进步和发展做出更大的贡献。

再次，医学人文教育工作者应当高度重视医学生的医疗伦理和职业操守培养，这是至关重要的。通过各种手段，如开设专门的医学伦理课程、组织深入的案例讨论、引导医学生参与伦理决策等，能够有效地培养医学生的伦理意识和职业操守。这些措施不仅有助于提高医学生的专业素养，更有助于在未来的医疗工作中更好地履行职责，为患者提供更为优质的服务。在医学人文教育工作中，教师需要时刻关注医学生的需求，了解其困惑和疑虑，以便提供更加贴心的指导和帮助。通过关注医学生的伦理教育和职业操守培养，能够为其打下坚实的职业基础，并培养更加全面的医学素养和人文关怀意识。

最后，团队合作在应用实践中是非常重要的，医学人文教育工作者需要与医护人员、科研人员、管理人员等不同领域的专业人士紧密合作，共同致力于推动医学人文教育的进步。这些领域的专家各具特色，通过开展合作，可以为医学人文教育提供宝贵的经验和启示，从而更好地满足患者的需求并提高医疗服务的质量。医学人文教育工作者在与其他领域的合作中，可以借助团队会议的机会，分享各自的教学经验，探讨教育中的难点和痛点。通过集思广益，共同寻找解决问题的最佳途径。同时，还可以共同开发课程，将不同领域的知识和技能融合在一起，以培养出更全面、更优秀的医学人才。这种跨领域的合作，可以打破学科之间的壁垒，让不同领域的专家们相互学习、相互借鉴，从而推动整个医学领域的进步和发展，从而为整个医学领域的发展注入新的动力。

医学人文教育工作者是医学领域中非常重要的角色，致力于培养医生的人文素养和道德观念，促进医学与人文的融合。因此，医学人文教育工作者需要时刻关注国内外医学人文教育的最新动态和研究成果，了解最新的教学理念和方法，以及最新的医学伦理和法规变化；同时，应该积极参加国内外相关的学术交流会议和研究项目，与同行交流心得和经验，分享自身的教学经验和研究成果，共同探讨医学人文教育的创新与发展。通过这种方式，可以不断提高自身的学术水平和专业素养，推动医学人文教育的创新与发展。在医学人文教育方面，教育工作者应该注重培养学生的情感和人文素养，帮助其树立正确的价值观和道德观念。同时，也应该关注医学伦理和法规的变化，及时调整教学内容和方法，确保教育内容与实际需求紧密结合。此外，医学人文教育工作者还应该积极探索新的教学方法和手段，以激发学生的学习兴趣和积极性，提高教学效果和质量。通过注重与医生、患者、社会等多方面的合作与交流，可以共同推动医学人文教育的创新与发展。

医学人文教育工作者的专业发展，是提高医学教育质量的重要环节。通过加强人文素质培养、提升教学能力、关注医疗伦理和职业操守、加强团队合作、开展研究与学术交流等方式，医学人文教育工作者可以不断提高自身的专业素养和能力水平，为培养优秀的医学人才做出更大的贡献。同时，医疗机构和教育机构应加大对医学人文教育工作的支持和投入力度，为医学人文教育工作者提供良好的工作环境和发展平台。

第三节　教师评价与激励机制

在当今的医疗环境中，医学人文教育的需求比以往任何时候都更加迫切。为了应对这一挑战，医学人文教育不仅需要注重教授医学技术，还需要关注培养医生的人文关怀精神和社会责任感。这种需求源于人们对医疗服务的期望和医生职业特点的改变。随着医疗技术的迅速发展，医生需要具备更多的人文素养，以便更好地理解患者需求，建立良好的医患关系，以及促进个人和社会的健康与福祉。为了实现这一目标，医学人文教育的教师评价和激励机制显得尤为重要。有效的教师评价机制，可以促进教师教学水平的提高，帮助其更好地传授医学人文知识，激发学生的学习热情和兴趣。同时，激励机制可以鼓励教师积极探索新的教学方法和手段，提高教学质量和效果。这些措施的实施，不仅可以培养出更多具备人文关怀和社会责任感的医生，还可以提高医学人文教育的声誉和地位，为未来的医疗服务奠定坚实的基础。

（一）医学人文教育教师评价

通过对医学人文教育教师进行客观、全面的评价，可以及时发现教学中存在的问题，并采取相应的措施进行改进，从而提高教学质量。教师评价不仅是对教师工作的考核，更是对教师专业发展的指导和支持。通过评价，教师可以了解自己的教学水平和优缺点，从而有针对性地改进教学方法和策略，提高教学能力和专业素养。医学人文教育教师评价的重要性还在于，可以增强学生的学习效果。通过评价，教师可以了解学生的学习需求和特点，针对性地设计教学内容和方法，激发学生的学习兴趣和动力，提高学习效果。另外，教师评价还可以保障医学人文教育的公平性。通过对教师的全面评价，可以避免单纯以考试成绩作为评价标准，充分考虑学生的综合素质和个性特点，使每个学生都能得到公正的评价和合适的教育。通过教师评价，还可以加强师生之间的互动和沟通。学生可以及时向教师反馈学习中的问题和困难，教师也可以更好地了解学生的需求，从而更好地指导和帮助学生。因此，应该建立完善的教师评价体系，加强对医学人文教育教师的评价和指导，提高教师的教学能力和专业素养，为培养优秀的医学人才提供有力的支持。

在教师评价中，需要注重三个方面，分别是评价目标、评价内容、评价方法。具体来说，评价目标应该是提高教师的教学质量，促进专业发展，以及提升对医学人文教育的投入。通过评价学生的学习成果和过程，教师可以了解学生的学习状况，及时调整教学策略，以更好地满足学生的学习需求，提高学习效果；通过评价教师的教学过程和方法，教师可以了解自己的教学效果，发现教学中存在的问题，及时调整和改进教学方法和手段，以提高教学质量；通过评价学生的学习态度和价值观，教师可以了解学生对医学人文教育的认识，引导和帮助学生树立正确的医学人文观念和价值观；通过评价教师的教学成果和过程，教师可以了解自己的教学水平和专业发展状况，为进一步提高教学水平和专业素养提供参考和依据；通过评价医学人文教育的整体实施情况，教师可以为医学人文教育的质量监控和评估提供重要的参考和依据，促进医学人文教育的持续改进和发展。

在评价内容方面，评价应该涵盖教师的课堂教学、学生满意度、课程设计、教学资源利用，以及在培养医学生人文关怀和社会责任感方面的表现。开展课程设计与评估时，对教师的课堂教学进行评价是必不可少的，这需要考虑到教师的教学方法、教学策略、课堂互动以及学生的参与程度等因素。同时，学生满意度也是反映教学质量的重要指标，通过了解学生对课程的感受和收获，可以更好地评估教学质量。此外，课程设计也是评价内容的重要部分，这包括课程的目标、内容、结构、实践环节等。好的课程设计应该能够满足学生的学习需求，同时能够培养学生的综合能力，尤其是医学生的人文关怀和社会责任感。教学资源利用也是评价内容的一部分，包括教学设备、教材、网络资源等的使用情况。这些资源应该能够支持教师的教学工作，同时也能够帮助学生更好地学习。最后，教师在培养医学生人文关怀和社会责任感方面的表现，也是评价的重要内容之一。医学生应该具备深厚的人文素养和社会责任感，这需要教师在教学过程中，注重培养学生的社会责任感和人文关怀能力，并将其贯穿于整个教学过程中。

除此之外，在医学人文教育中，教师评价的内容还包括以下两点：一是专业知识与技能，即评价教师是否具备扎实的医学人文知识和相关学科领域的知识，以及在医学人文教育中的专业技能和教学能力。这就需要认识到，教师是否具备这些基本知识，还要看能否将这些知识融入日常教学，帮助学生更好地理解和应用。二是教师还需要具备一定的教学能力，能够有效地将医学人文教育融入医学课程，并能够根据学生的不同背景和需求进行有针对性的教学。在评价教师的教学能力时，可以从多个方面入手。例如，教师是否能够清晰地解释医学人文概念和相关理论；是否能够有效地运用多种教学方法和手段，如案例分析、角色扮演、小组讨论等，来激发学生的学习兴趣和参与热情；是否能够及时发现学生的学习困难和问题，并给予有效的指导和帮助；是否能够积极引导学生思考和探索医学人文问题，并能够给予建设性的反馈和评价，等等。也可以通过观察教师的教学过程、听取学生的反馈、评估学生的学习成果等方式，全面评价教师的教学能力和水平。只有具备了扎实的医学人文知识，深刻掌握相关学科领域的知识、专业技能和教学能力的教师，才能够更好地履行自己的教学职责，提高医学人文教育的质量和水平。

对于教学内容与效果来说，要评价教师所选择的教学内容是否符合医学人文教育的目标，以及教学内容的难度、深度和广度是否适合学生。同时，还要评价教师的教学效果，包括是否能够激发学生的学习兴趣、提高学生的学习效果，以及是否能够有效地帮助学生掌握医学人文知识和技能。而在教学方法与手段中，需要评价教师所采用的教学方法是否灵活多样，是否能够满足不同学生的学习需求，以及是否能够有效地促进学生的学习。同时，还要评价教师是否能够充分利用各种教学手段，如多媒体教学、网络教学等，以提高教学效果。需要评价教师在医学人文教育中的师德师风，如是否具有高尚的职业道德、严谨的治学态度、对学生的关心和耐心等。同时，还要评价教师在医学人文教育中的教育理念，如是否具有科学的教育观念、先进的教育思想等。对学生反馈与评价进行分析，需要评价教师是否能够得到学生的认可和信任，以及学生对教师所教授的医学人文课程的兴趣和满意度。同时，还要参考学生对教师所采用的教学方法和手段的评价,以及学生对教师个人品质的评价等。因此,医学人文教育中教师评价的内容是全面的,包括教师的专业知识与技能、教学内容与效果、教学方法与手段、师德师风与教育理念,以及学生反馈与评价等多个方面。通过综合评价这些方面,可以全面地了解教师在医学人文教育中的表现和贡献,并为其进一步的发展提供指导和支持。

在评价方法方面,评价应该采用多元化的方法,包括学生评价、同行评价、自我评价和专家评价等。医学人文教育中,教师评价的方法主要有几种。一是综合评价法。这种方法将多个因素综合考虑,包括学生的课堂表现、作业完成情况、参与讨论的积极性、对课程内容的理解程度等。通过综合评价,教师可以全面了解学生的学习情况,从而对教学效果做出判断。二是定量评价法。这种方法是通过制定具体的评价指标,对学生的学习成果进行量化评价。教师可以设定一些具体的评分项目,如课堂回答问题的次数、作业的完成情况、参与讨论的贡献等,然后根据学生的表现进行打分。三是对比评价法。这种方法是通过比较不同学生的学习情况来评价教师的教学效果。例如,教师可以比较同一班级中不同学生的学习进度和理解程度,或者比较不同班级在同一课程上的表现。四是质量评价法。这种方法是通过观察和评估教师的教学过程和成果,对其教学质量进行综合评价。这包括对教学目标的设定、教学内容的选择和组织、教学方法的运用、教学效果的反馈等方面进行评估。五是问卷调查法。这种方法是通过设计问卷,收集学生对教师教学的意见和看法,以了解教师的教学效果。问卷可以包括对教师的教学方法、教学态度、教学效果等方面的评价。六是个案评价法。这种方法是对个别学生的学习情况进行深入评价,以了解教师在个别学生身上的教学效果。这通常包括对学生的学习进度、理解程度、应用能力等方面的评价。针对不同的教育课程设计,需要采取不同的评价方法,教师可以根据具体情况,选择合适的方法进行评价。

(二)医学人文教育教师激励机制

医学人文教育的质量会直接影响到培养出的医生的人文素质和社会责任感。因此,建立一套有效的教师评价机制和激励机制是至关重要的。通过公正的评价,可以识别出优秀的教师,并给予应有的奖励和支持;同时,也可以及时发现教学中存在的问题，并及时改进，让所有的医学生都能在人文关怀和社会责任感方面受到充分的培养，为建设更美好的医疗环境做出贡献。激励机制的建立和完善，主要包括四个方面，分别是奖励制度、晋升制度、专业发展机会、良好的工作环境。

奖励制度是指，对在医学人文教育教学中表现优秀的教师进行表彰和奖励，激励他们继续发挥优势。首先，需要确定奖励的原则，即为什么要给予奖励，以及奖励的标准是什么。在医学人文教育中，可以设定一些奖励原则，例如教师的教学效果卓越、教学方法创新、课程思政融合效果显著等。其次，根据奖励原则，设立相应的奖励标准。例如，对于教学效果卓越的教师，可以设定一个教学评价的门槛，只有教学评价超过某个标准才能获得奖励；对于教学方法创新的教师，可以设定一个创新性的门槛，只有教学方法被认为具有创新性才能获得奖励。再次，奖励的形式可以是多样的，例如物质奖励、精神嘉奖、晋升机会、学术机会等。在医学人文教育中，可以根据教师的需求和学校的实际情况选择相应的奖励形式。最后，在确定奖励原则、标准、形式的基础上，需要进一步制定奖励制度的细则，包括奖励的申请、审核、公示、监督等环节。同时，还需要明确奖励的周期、数量等具体事项。在执行奖励制度的过程中，需要保证公开透明，避免出现不公平的现象。同时，还需要建立有效的监督机制，确保奖励制度的执行效果。因此，医学人文教育中教师激励机制的奖励制度，需要结合实际情况和教师需求来制定，同时需要保证公开透明和有效执行。

晋升制度是指，将医学人文教育的教学成果作为教师晋升的重要参考条件，鼓励教师投入更多的时间和精力在医学人文教育上。晋升制度的制定可以参考所述步骤。首先，需要确定晋升的原则和标准，例如在医学人文教育领域取得显著成绩、对医学人文教育有深厚的理解和认识、具备出色的教学能力和专业素养等。其次，根据医学人文教育的特点，设立相应的晋升岗位，例如初级教师、中级教师、高级教师等，并为每个岗位设定相应的职责和权利。再次，根据晋升原则和标准，制定具体的晋升条件，包括教学成果、科研能力、学术论文发表情况、学生评价等。最后，设立专门的评审机构，负责审核和评估教师的晋升申请。评审机构应由医学人文教育和教育管理领域的专家组成；评审过程应公开透明，包括对教师的个人资料、教学成果、科研能力等进行审核和评估。同时，评审结果应及时公示，接受公众的监督和质疑；如果教师对评审结果有异议，可以设立相应的申诉机制，让教师有机会对自己的晋升申请进行申诉和解释；根据评审结果和申诉处理结果，对符合条件的教师进行晋升，并给予相应的薪酬和福利待遇。需要注意的是，在制定晋升制度时，要充分考虑医学人文教育的特点和发展需求，同时要保证制度的公平、公正和透明。此外，还需要定期对晋升制度进行评估和调整，以适应医学人文教育的发展变化。

专业发展机会是指，为教师提供医学人文教育的培训和研讨会，提升他们的专业能力，使他们能够更好地进行医学人文教育。专业发展机会可以通过以下方式进行提供。第一，提供医学人文教育的培训和研讨会，提升教师的专业能力，使他们能够更好地进行医学人文教育。通过加强人文素质培养、提升教学能力、关注医疗伦理和职业操守、加强团队合作、开展研究与学术交流等方式，医学人文教育工作者可以不断提高自身的专业素养和能力水平，为培养优秀的医学人才做出更大的贡献。第二，医疗机构和教育机构应加大对医学人文教育工作的支持和投入力度，为医学人文教育工作者提供良好的工作环境和发展平台。

良好的工作环境是指，创建尊重、支持、友善的工作环境，让教师能够在医学人文教育工作中感到被认可和尊重。在医学人文教育工作中，提供良好的工作环境，对于提高教育质量、促进医学生的人文素质发展至关重要。首先，要建立尊重与包容的文化，倡导尊重、包容、平等和公正的价值观，鼓励师生之间、学生与学生之间相互尊重和理解，形成良好的人文氛围。其次，要提供足够的资源与支持，为医学人文教育提供充足的经费，以及图书、数据库、教学设备等，并设立专门的人文教育委员会或工作组，负责规划、组织和管理医学人文教育工作。再次，要构建多元化的课程体系，在课程设置上，除了讲授传统的医学理论知识，还应注重培养医学生的跨学科知识、批判性思维和人文素养。引入人文与社会科学方面的课程，如哲学、历史、文学等，以拓宽医学生的视野和知识结构。可邀请具有丰富医学人文知识和教学经验的教师，积极参与医学人文教育工作，为教师提供持续的专业发展和培训机会，提升教师的教学能力和素养。另外，也可组织医学生参加实践活动，如社区服务、医疗援助、文化交流等，让其有机会将所学知识应用于实际情境中，增强对人文关怀和职业道德的理解。最后,通过制定明确的医学人文教育评估指标和流程,定期对教学效果进行评估和反馈,以便及时发现问题并改进。除此之外,还可以与医疗机构和其他高校合作,共同开展医学人文教育研究和实践活动,分享经验和资源,提高医学人文教育的整体水平。通过建立完善的心理咨询和支持体系,关注医学生的情感和心理健康需求,使他们更好地解决学习和生活中的困惑与压力。通过以上措施,可以为医学人文教育提供良好的工作环境,促进医学生的人文素质发展,培养出更多具备人文关怀能力和职业道德的优秀医学人才。

(三)建议与展望

在实施上述建议的过程中,需要着重考虑以下几点。

一是在医学人文教育中,需要确保评价标准的公正性和透明度。通过确保所有教师都在同样的基础上被评价,可以确保评价的公正性,避免任何主观偏见或歧视。此外,这种透明度还可以让教师清楚地知道教学标准,从而更好地提高自己的教学质量和效果。因此,医学人文教育中的评价标准应该是客观、全面和科学的,以确保评价结果的准确性和可信度。

二是提供充足的培训和支持。通过为教师提供详尽且实用的培训和支持,培训内容包括如何有效进行医学人文教育等,可以极大地帮助他们在医学教育领域更好地履行自己的职责。通过这样的培训和支持,教师们可以获得更多的教学策略和工具,以激发学生对医学人文的兴趣和热情。在医学教育中,人文关怀是非常重要的一部分。它不仅涉及患者的福祉,还影响着医疗工作的整体质量。而这种培训和支持,可以帮助教师更好地培养学生的道德、伦理和职业素养,从而为社会培养出更多具有高度责任感和同情心的医疗专业人才。此外,这种培训和支持还可以提高教师的教育水平和教学质量。通过学习新的教学策略和工具,教师可以更有效地传授知识和技能,并更好地引导学生发现和解决医学人文方面的问题。同时,教师也可以通过培训和支持,获得更多的教学资源和技术支持,以更好地满足学生的学习需求。

三是保持与教师的良好沟通。定期与教师进行沟通,了解他们的需求和困难,有助于更好地调整激励机制,使其更符合教师的实际需要。通过与教师的交流，可以深入了解其工作状况、面临的挑战以及期望得到的支持。这样，可以根据收集到的反馈，针对性地调整激励机制，确保其更加贴合教师的实际需求。这种沟通不仅可以增强教师的归属感和满意度，还可以提高他们的工作积极性和投入度。因此，定期与教师沟通是教育工作不可或缺的一环，对于提高教育质量、促进教师发展具有重要意义。

四是定期进行评估和反馈。定期对教师进行评价，是一项非常必要且重要的任务。通过评价，教师可以得知自己的教学成果如何，以及哪些方面需要改进。这种反馈机制不仅有助于提高教师的教学质量，还能促进他们的职业发展。在评价过程中，需要使用严谨、客观的评价标准，以确保评价结果的公正性和准确性。评价内容应该涵盖多个方面，包括教学方法、教学内容、课堂氛围等。同时，评价结果应该及时反馈给教师，让他们能够及时了解自己的不足之处，并采取改进措施。通过定期对教师进行评价，可以营造良好的教学环境，让教师们不断改进自己的教学方法和策略，提高教学质量。同时，这也有助于提高学生的学习效果，优化其学习体验，促进学校的整体发展。

五是鼓励教师进行教学创新。教学创新是提高教学质量的关键，为了提升教学质量，应该积极鼓励教师们尝试各种新的教学方法和策略。这种创新精神不仅有助于激发学生的学习兴趣，还可以提高学习效果，帮助教师们不断更新教学理念，提升自身的教学水平。通过创新，教师可以更好地应对新时代教育面临的挑战。如今的学生已经不再满足于传统的、单一的教学模式，需要更加多元化、个性化的学习体验。因此，教师必须具备灵活运用各种教学方法和技术的能力，以适应不断变化的教育环境。教学创新还可以促进教师之间的合作与交流。在尝试新的教学方法和策略的过程中，需要相互学习、分享经验，共同探索如何更好地帮助学生成长。这种合作与交流不仅可以提升教师的教学能力，还可以增强教师之间的凝聚力，以形成良好的教学团队。

六是促进跨学科合作。鼓励不同学科的教师进行合作，共同开发跨学科的医学人文教育课程，以便为学生提供更全面的教育。这种合作可以促进学科之间的融合，拓宽学生的视野，提高综合素质，更好地理解医学与人文之间的联系，从而更好地适应未来的医疗工作。通过不同学科教师的合作，可以整合不同领域的专业知识，将它们有机地结合起来，形成更为全面的医学人文教育课程。这种课程可以帮助学生更好地理解医学领域中的各种问题，提高人员的分析能力和解决问题的能力，同时也可以促进个人成长和职业发展。因此，鼓励不同学科的教师进行合作，共同开发跨学科的医学人文教育课程，是为学生提供更全面教育的重要途径。

七是关注教师的心理健康。在强调教学成果的同时，也应该关注教师的心理健康，并为其提供必要的支持和资源，合理缓解压力和焦虑。在医学人文教育中，关注心理健康非常重要。医学人文教育强调对人的全面关注，其中包括对心理健康的关注。通过心理健康教育，医学生可以了解心理健康知识，提高自我调节能力，从而预防心理疾病的发生。医学人文教育不仅关注医学生的专业知识学习，还注重培养其综合素质。心理健康教育可以帮助医学生保持健康的心理状态，提高心理素质，更好地适应未来的医疗工作环境。医生在诊疗过程中，不仅要关注患者的身体状况，还要关注其心理健康。通过心理健康教育，医生可以更好地理解患者的心理需求，提供更加全面的治疗方案，从而促进患者的康复。另外，在医学服务中，医生不仅要具备专业的医学知识，还要具备良好的沟通能力和共情能力。通过心理健康教育，医学生在未来的工作中可以更好地理解患者的需求和情感，提供更加贴心、人性化的医疗服务。传统的医学教育模式往往只注重专业知识的学习，而忽略了医学生的心理健康教育。通过关注心理健康，医学人文教育可以推动医学教育改革的深入发展，使医学教育更加注重人的全面发展和对患者的全面关注。

对心理健康的关注可通过几个途径来实现。首先，为教师提供心理健康教育和培训，帮助他们了解如何面对压力、管理情绪以及应对挑战。这些培训可以包括应对压力的技巧、自我关怀的方法以及积极应对困难的情绪管理技巧。其次，要创造一个积极和友善的工作环境，鼓励教师彼此之间的合作和交流。提供适当的资源和支持，以减轻他们的工作负担，并促进其专业发展和成长。可以为教师提供专业发展的机会，帮助他们持续更新知识和技能，从而增强自信心和满足感。再次，也可以了解教师的个人生活，并提供支持和帮助。这可能包括处理家庭问题、个人健康问题或其他个人问题。最后，通过建立和维护一套有效的心理健康服务系统，为教师提供专业的咨询和支持。这种服务可以包括定期的心理健康检查、咨询服务以及提供应对压力和挑战的策略。或者是建立一个由同事、专业人士和领导者组成的支持网络,为教师提供情感支持和指导。这个网络可以帮助他们更好地应对挑战,提高心理健康的水平。通过关注教师的心理健康,可以创造一个积极、健康的工作环境,支持教师个人和专业的成长,同时提高医学人文教育的质量和效果。

八是关注学生的反馈。学生的反馈是评价教师教学质量的重要依据,通过定期收集和分析学生的反馈,可以将其作为改进教学的依据。具体来说,通过学生的反馈,教师能更好地理解学生对课程内容的掌握程度,了解哪些内容学生理解了、哪些内容还需要进一步讲解。这有助于教师调整教学策略,以提高教学效果。而学生的反馈,也可以帮助教师了解学生在学习过程中的感受,如对课程的兴趣、对教学方法的喜好等。这有助于教师改善教学方法,优化学生的学习体验。另外,鼓励学生提供反馈,可以培养他们的批判性思维,并思考自己学到了什么、哪些是有帮助的、哪些没有。这不仅有助于学生在学术上的成长,也有助于他们在未来的职业生涯中做出更好的决策。

关注学生反馈时,可以通过几个措施来展开。例如定期进行学生满意度调查,这是一种获取学生反馈的常见方法。这可以确保教师了解学生对课程的看法,包括教学内容、教学方法、课堂氛围等。个别交谈是一种更直接的方法,可以更深入地了解学生的感受和想法。教师可以定期找学生谈话,了解他们对课程的看法,听取他们的建议。教师需要让学生明白,他们的反馈是宝贵的,可以帮助教师改进课程。教师可以在课堂上强调这一点,并在收到学生的反馈后,展示出感谢和尊重。当收到学生的反馈后,教师需要及时回应。这不仅可以让学生知道他们的反馈被重视,还可以鼓励更多的学生提供反馈意见。教师需要将自己对学生反馈的关注转化为实际的改进措施。只有当教师真正改变了教学方法或课程设计,学生才会觉得自己的反馈是重要的。因此,关注学生反馈也是医学人文教育的重要组成部分,有助于提高教学质量,优化学习体验,培养批判性思维。为了有效地获取和利用学生的反馈,教师可以采取上述措施。

展望未来,随着人工智能和大数据等技术的快速发展,可以将这些技术应用到医学人文教育中,以提供更加个性化和精准的教学服务。同时,也可以借鉴其他学科的成功经验,不断优化和完善医学人文教育的教师评价和激励机制。

第五章 医学人文教育环境建设

第一节 教育环境的营造与优化

医学人文教育是培养医生全面素质的关键途径。它着重强调医生对患者身体、心理、社会层面的全面关注，以及医生自我成长和发展的需求。

（一）医学人文教育环境的重要性

医学人文教育环境是指影响医学人文教育实施的各种外部因素的总和，包括学校、家庭、社会对医学生的影响，以及医学生自身的内在心理环境。这种环境对医学生的价值观、职业态度、道德观念、医患沟通能力和社会责任感等方面，都有着十分重要的影响。可以说，医学人文教育环境是医学生成长和发展的重要影响因素。在这一环境中，学校、家庭和社会对医学生的影响是密不可分的。学校是医学生接受医学人文教育的主要场所，教师通过课堂教学、实践活动和校园文化等多种途径，培养医学生的医学人文素养。家庭是医学生成长的重要环境之一，家庭氛围和家长的言传身教对医学生的职业态度和道德观念也有着深刻的影响。社会对医学生的影响也很大，社会舆论、媒体报道和公共事件等，都会对医学生的价值观和职业态度产生影响。

除了外部环境的影响，医学生的内在心理环境也对医学人文教育产生重要影响。医学生的心理状态、自我认知和情感体验等，都会影响他们对医学人文教育的接受程度和理解。例如，如果医学生缺乏自信或者存在自卑心理，那么很可能会对医学人文教育产生抵触情绪，或者不感兴趣。良好的医学人文教育环境可以培养出具有高尚医德和责任感的医生，提高医疗服务质量，推动医疗卫生事业的发展。因此，应该重视医学人文教育环境的建设，创造一个有利于医学生成长和发展的良好环境。

（二）营造与优化医学人文教育环境的策略

在课程设置上，应增加人文社科类的课程，如哲学、心理学、社会学等，以拓宽医学生的知识面，提高人员的思辨能力。同时，应将人文教育渗透到医学专业课程中，使人文教育与医学实践相结合。还应该注重培养医学生的沟通技巧和人际交往能力。在医疗工作中，医生需要与患者及其家属进行有效的沟通和交流，这不仅需要医学专业知识，还需要良好的人际交往能力和沟通能力。因此，应增加相关的课程，如医学伦理学、医学心理学、医学社会学等，以帮助医学生提高自身的沟通技巧和人际交往能力。在医学教育中，还应该注重培养医学生的创新思维和实践能力。医学是一门不断发展和变化的学科，医生需要具备创新思维和实践能力，以适应不断变化的医学环境。因此，应增加相关的课程，如创新思维训练、医学实验室实践等，以帮助医学生提高自身的创新思维和实践能力。医学教育的课程设置，应该注重多元化和综合性，不仅要注重医学专业知识的传授，还要注重人文教育的渗透，以及对人际交往能力的培养、创新思维和实践能力的提高。只有这样，才能培养出更优秀的医学人才。

教师是医学人文教育的关键。要通过提高教师的医学人文素养，使教师能够以身作则，成为学生的榜样。因此，应鼓励教师开展医学人文研究，以提升他们的教学水平。教师是医学人文教育的关键角色，不仅是传授知识的导师，更是引导学生探索医学人文精神的领路人。提高教师的医学人文素养至关重要，可以使他们通过自身的行为和态度，为学生树立崇高的榜样。为了实现这一目标，应该加强对教师的培训和教育，为其提供一些具有深度和广度的医学人文课程，使教师们能够全面地理解和掌握医学人文知识，并将其融入日常的教学实践。此外，还应该积极鼓励教师开展医学人文研究。通过深入研究医学人文领域的前沿问题和热点话题，教师可以不断提升自己的教学水平，更好地引导学生探索医学人文的奥秘。同时，这也有助于提高整个医学教育领域对人文精神的重视程度，推动医学与人文的深度融合，进一步推动医学人文教育的进步和发展。

教学方法直接影响着教学效果。通过采用多种教学方法，如案例分析、角色扮演、小组讨论等，可以激发学生的学习兴趣，提高学生的参与度。同时，应引入现代化的教学工具，如在线课程、多媒体资源等，以满足学生的个性化需求。教学方法的选择对于教学效果的影响是至关重要的。单一的教学方法往往不能满足学生的需求，因此需要采用多种教学方法，以激发学生的学习兴趣；积极引入现代化的教学工具，如在线课程、多媒体资源等，以满足学生的个性化需求。在线课程可以为学生提供灵活的学习方式，同时满足不同的学习需求。多媒体资源可以为学生提供更加生动、形象的学习体验，从而加深对知识点的理解。在采用多种教学方法和现代化的教学工具的同时，还需要注意以下几点。首先，要针对不同的知识点选择合适的教学方法，以便更好地帮助学生掌握知识。其次，要在教学过程中关注学生的反馈，及时调整教学方法和策略，以满足学生的需求。最后，要注重培养学生的自主学习能力和创新能力，使他们能够更好地适应未来的工作和生活。

校园活动是医学人文教育的重要载体。通过举办各类丰富多彩的人文讲座、充满文人雅趣的读书会、艺术欣赏等活动，可以培养学生的审美情趣，提升他们的文化素养水平。这些活动不仅提供了学习人文知识的平台，更让学生在参与的过程中感受到艺术的魅力，拓宽视野，激发对美的追求。同时，还要积极鼓励学生参与志愿服务、社会实践等活动，使其走出课堂，融入社会，亲身参与社会问题的解决。这样他们不仅可以更好地理解社会，增强社会责任感，还能在实践中锻炼自身能力，提升综合素质。在审美情趣的培养方面，不仅要注重学生对于美的认知和欣赏，更要注重他们在实践中审美能力的提升。在社会责任感的增强方面，只有通过实践，学生们才能真正理解社会的复杂性和多元性。学生通过参与志愿服务和社会实践等活动，也将更加明白自己的责任和使命，成为具有社会责任感的新时代青年。

家庭和社会对医学生的影响不容忽视。通过加强与家长的沟通，引导家长关注孩子的成长，可以为孩子提供精神支持和鼓励。同时，也应加强社会对医学生的支持，提供良好的实习环境和就业机会。在医学生的成长过程中，家庭和社会环境的影响很关键。为了帮助医学生更好地成长，需要加强与家长的沟通，引导家长关注孩子的成长，为孩子提供精神支持和鼓励。同时，也需要加强社会对医学生的支持，提供良好的实习环境和就业机会。首先，家庭对医学生的影响是显而易见的。家庭是医学生成长的重要环境，许多医学生都是在家庭的支持下选择了医学专业，这种家庭的支持不仅包括物质上的支持，更重要的是精神上的支持。家长对医学生的理解和鼓励，可以使其更好地面对医学学习中的困难和挑战，从而激发学习热情和动力。通过加强与家长的沟通，也可以让家长了解医学生的成长状况和学习情况，引导其更加关注孩子的成长和精神需求。其次，社会对医学生的影响也不容忽视。医学生作为未来的医疗工作者，其成长和发展对整个社会都有着重大的意义。为了吸引更多的优秀人才投身医学事业，需要加强社会对医学生的支持。这就要求政府部门、医疗机构和其他企事业单位等加强对医学生的关注和支持，提供更多的实践机会、就业岗位，帮助其更好地融入社会，为人民的健康事业做出贡献。最后，还需要关注医学生的心理健康问题。医学学习压力大，医学生需要具备较高的心理素质才能应对各种挑战。通过提供心理咨询和支持服务，可以更好地帮助他们应对学习和生活中的压力和挑战。

医学生自身的心态对医学人文教育的影响至关重要。通过培养医学生的自我效能感，可以使其建立自信心。同时，应鼓励医学生自我反思和自我教育，以实现自我成长和发展。在医学人文教育中，培养医学生的自我效能感是至关重要的。自我效能感是指一个人对自己能够成功完成某项任务或解决某个问题的信念和信心。在医学人文教育中，医学生需要具备自信心和积极的心态，才能更好地面对学习和实践中的挑战。为了培养医学生的自我效能感，教育者可以采取多种方法。首先，可以提供充分的支持和鼓励，帮助医学生建立自信心，培养积极的心态。在教育过程中，教育者应该给予医学生正面的反馈和建设性的建议，以帮助他们发现自己的优点和潜力。其次，可以设置合理的目标和挑战，以激发医学生的自我效能感。通过设置可实现的目标，医学生可以逐步建立自信心，并逐步提高自己的能力。最后，在医学人文教育中，鼓励医学生自我反思和自我教育也是非常重要的。通过自我反思，医学生可以更好地理解自己的行为和决策，发现自己的不足之处，并逐步提高自己的能力。通过自我教育，医学生可以不断学习和成长，以适应不断变化的社会和医学环境。为了实现自我反思和自我教育，教育者可以采取多种方法。第一，可以提供反思和实践的机会，帮助医学生了解自己的行为和决策。例如，可以组织小组讨论或案例分析，让医学生分享自己的经验和观点，并接受其他同学的反馈和建议。第二，可以鼓励医学生参与科研和实践项目，以提供更多的实践机会和挑战。通过参与科研和实践项目，医学生可以锻炼自己的能力，并提高自己的自我效能感。在医学人文教育中，培养医学生的自我效能感，鼓励医学生自我反思和自我教育，是非常重要的。通过这些方法，可以帮助医学生建立自信心，培养积极的学习心态，从而提高自己的能力，并实现自我成长和发展。

营造与优化医学人文教育环境，是一项系统性的工程，需要学校、家庭、社会和医学生自身的共同努力。只有建立良好的医学人文教育环境，才能真正提高医学人文教育的质量，培养出更多具有全面素质的医务工作人员。

第二节　校园文化与医学人文教育

医学人文教育是医学教育的重要组成部分，目的在于培养医学生的医学知识、技术、道德、伦理、人文素养等多方面的素质。医学生在校期间，校园文化是他们接触非常密切的环境，因此校园文化对于培养医学生的医学人文精神具有不可替代的作用。首先，医学人文教育强调对医学生的全面培养。在现代医学教育中，仅仅掌握医学知识和技术已经不足以成为一名优秀的医生。医学生还需要具备高度的道德观念、伦理素养和人文关怀精神。这些素质的培养，需要医学人文教育的支持和引导。其次，校园文化是医学人文教育的重要载体。校园文化包括学校的精神文化、物质文化、制度文化和行为文化等方面，这些方面都对医学生的成长和发展产生着深远的影响。在校园文化中，医学生可以接触到各种医学人文方面的活动和实践，例如医学讲座、人文社科课程、志愿服务、社会实践等，这些活动和实践有助于培养医学生的医学人文精神。再次，校园文化还有助于营造良好的学习氛围。在充满人文关怀的校园文化中，医学生可以更好地感受到医学的真正意义和价值，从而激发自身的学习热情和职业追求。最后，良好的学习氛围也有助于提高医学生的综合素质和创新能力，从而为未来发展打下坚实的基础。为了更好地培养医学生的医学人文精神，需要进一步加强医学人文教育，并营造具有浓厚人文氛围的校园文化。只有这样，才能培养出更多具备高尚道德观念、伦理素养和人文关怀精神的优秀医生，推动人类的健康事业的发展。

（一）校园文化与医学人文教育的关系

一方面，校园文化是医学人文教育的载体。校园文化是医学生成长的重要环境，包含了学校的精神文化、制度文化、物质文化等方面，为医学人文教育提供了丰富的资源。通过校园文化的熏陶和影响，医学生可以更好地理解和践行医学人文精神。学校的精神文化、制度文化、物质文化等多个方面相互交织，共同构成了一个丰富多彩的文化体系。精神文化是校园文化的核心，它代表着学校的价值观和精神追求。在医学人文教育中，精神文化的影响力不可忽视。通过引导医学生了解和认同学校的精神文化，可以激发他们的医学人文精神，培养他们的人文素养和职业操守。制度文化是校园文化的保障，它规范了学校的管理和运作。在医学人文教育中，制度文化的作用也不可忽视。通过建立健全医学人文教育制度，可以确保教育的有效实施和目标的达成。同时，制度文化还可以引导医学生了解和遵守职业道德规范，培养职业素养和责任意识。而物质文化是校园文化的物质基础，它反映了学校的办学条件和环境。在医学人文教育中，物质文化的作用同样重要。良好的教学设施、先进的实验设备、优美的校园环境等物质条件，可以为医学生提供更好的学习条件和实践机会，促进人文素养和实践能力的提高。通过校园文化的熏陶和影响，医学生可以更好地理解和践行医学人文精神，培养自己的人文素养和职业素养。

另一方面，医学人文教育是校园文化的核心。医学人文教育体现了学校的办学理念、教育目标、价值取向等方面。通过医学人文教育，医学生可以形成正确的价值观、人生观和职业观，成为具有社会责任感和人文关怀的医学人才。医学人文教育注重培养医学生的医学人文素质，使他们具备人文关怀、社会责任感和职业道德等方面的素养。通过医学人文教育，医学生可以更好地理解医学的本质和目的，更加关注患者的健康和福祉，成为真正具有医德和人文精神的医学人才。医学人文教育的重要性在于，它对于医学生的成长和发展具有深远的影响。在现代医学教育中，医学生不仅需要掌握医学知识和技能，更需要具备人文素质和道德观念。通过医学人文教育，医学生可以形成正确的价值观、人生观和职业观，更加关注患者的需求和感受，更加注重医疗质量和安全。为了加强医学人文教育，学校需要采取一系列措施。首先，学校需要加强师资队伍建设，提高教师的人文素质和教学能力。其次，学校需要完善课程设置，增加人文社科类课程，使医学生在学习医学知识的同时，也能够接触到更多的人文知识。最后，学校还可以通过举办讲座、研讨会等活动，促进医学生之间的交流和合作，提高他们的人文素养和职业能力。学校应该加强医学人文教育，提高医学生的人文素质，使其具有高度的社会责任感，并具备健全的人文关怀意识。

（二）校园文化在医学人文教育中的作用

首先，校园文化可以塑造医学生的品格。校园文化可以通过丰富多彩的活动，如学术讲座、志愿服务、文艺比赛等，激发医学生的兴趣和热情，培养团队合作精神、创新精神和实践能力，从而塑造良好的品格。校园文化对于医学生的成长和发展具有深远的影响。这些活动不仅有助于医学生掌握专业知识，还能够使其塑造良好品格，成为具备社会责任感和人文关怀的优秀医生。学术讲座是校园文化的重要组成部分，也为医学生提供了与医学领域专家和学者交流的机会。通过聆听讲座，医学生可以了解最新的医学研究成果和临床实践经验，拓宽视野，增强专业素养。志愿服务是培养医学生团队合作精神和实践能力的重要途径。通过参与志愿服务活动，医学生可以在实践中学习如何与他人合作，如何解决实际问题，从而培养社会责任感和奉献精神。文艺比赛是校园文化中富有活力的部分，为医学生提供了展示才华和个性的舞台。通过参加文艺比赛，医学生可以锻炼自己的表达能力和组织能力，增强自信心和创造力，同时也可以培养审美情趣和艺术素养。通过丰富多彩的活动，校园文化能够激发医学生的兴趣，提高人员的热情，从而培养团队合作精神、创新精神和实践能力，并塑造良好的品格。因此，应该重视校园文化建设，为医学生的成长和发展创造更加良好的环境。

其次，校园文化可以提升医学生的人文素养。校园文化可以通过图书馆、博物馆、艺术馆等文化设施，为医学生提供丰富的文化资源和学习机会，培养人文素养和审美情趣。同时，校园文化还可以通过各种文化活动，如音乐会、戏剧表演、艺术展览等，让医学生在欣赏艺术的过程中感受人文精神的魅力。此外，校园文化还可以通过课程设置和教学活动，将人文素养和审美情趣的培养融入到医学生的专业教育中。例如，可以开设医学伦理学、医学心理学等相关课程，帮助医学生更好地理解患者需求，提高医患沟通能力。同时，还可以举办医学人文讲座、读书会等活动，引导医学生关注社会、关注人性，培养人文情怀和医学精神。此外，校园文化还可以通过校园环境建设来体现。如校园环境的布置、建筑风格的设计，都可以融入人文元素，营造出具有医学特色的文化氛围。例如，可以在校园内设置医学名人雕塑、医学历史长廊等，让医学生在校园中感受到医学的厚重历史和人文精神。校园文化是培养医学生人文素养和审美情趣的重要途径，通过图书馆、博物馆、艺术馆等文化设施，以及各种文化活动、课程设置和教学活动，可以让医学生在校园中感受到人文精神的魅力，提升文化素质和专业素养。

最后，校园文化可以强化医学生的职业素养。校园文化可以通过各种实践活动和职业培训，如临床实习、社区服务、职业规划讲座等，帮助医学生了解职业要求和规范，提高职业素养和综合能力。同时，校园文化还可以通过树立榜样和表彰优秀毕业生等方式，激励医学生追求卓越的职业精神和职业成就。通过各种实践活动和职业培训，校园文化也为医学生提供了一个了解职业要求和规范的平台。这些活动不仅有助于医学生提高职业素养，还能够帮助相关人员增强自身的综合能力，为未来的职业生涯做好充分准备。在校园文化的影响下，医学生可以接触到各种优秀的榜样。这些榜样可以是优秀的医生、教授，也可以是其他领域的杰出人物。通过观察和了解这些榜样的经历和成就，医学生可以受到激励。此外，校园文化还可以通过表彰优秀毕业生等方式，激励医学生不断进步。这些优秀毕业生是校园文化的代表，他们的成功经历和成就，可以为其他学生提供借鉴和启示。同时，表彰优秀毕业生也可以增强校园文化的凝聚力和向心力，促进校园文化的健康发展。

(三) 如何加强校园文化在医学人文教育中的作用

一是完善校园文化建设。学校应该加强校园文化建设，营造良好的文化氛围和学习环境。例如，可以通过加强图书馆、博物馆、艺术馆等文化设施的建设和管理，为医学生提供更丰富、更优质的学习资源和文化体验。这些设施可以展示医学领域的成果和历史，让学生更好地了解医学的发展和前景。同时，加强校园自然环境的美化工作也是必要的。医学生在优美的环境中学习和生活，可以提高学习效率，有利于身心健康。此外，加强校风建设和学风建设也是营造良好文化氛围的重要方面。学校可以倡导积极向上、勤奋好学的精神，鼓励学生积极参与各种学术活动和文化活动，营造浓厚的学术氛围和文化氛围。这些措施可以为医学生提供更好的学习环境和文化体验，促进全面发展。

二是加强医学人文课程建设。学校应该加强医学人文课程的建设和管理，将医学人文教育纳入课程体系中。学校在医学人文课程的建设和管理方面，应该采取更加积极的措施。医学人文教育是医学领域中不可或缺的一部分，能够帮助医学生更好地理解患者和医学的本质，提高人员的医疗技能和人文素养。首先，学校可以开设医学伦理学、医学心理学、医学社会学等相关课程，帮助医学生了解医学人文知识和理论。这些课程应该注重理论与实践的结合，通过案例分析、角色扮演等方式，让医学生在实践中学习和掌握医学人文知识。其次，学校可以开设跨学科的综合性课程，如医学与文学、医学与艺术等，培养医学生的跨学科思维和综合能力。这些课程可以引导医学生从不同的角度思考医学问题，提高人员的创新思维能力和解决问题的能力。最后，学校可以开设实践性的课程，如社区服务、志愿服务等，让医学生在实践中感受和理解人文精神。这些课程可以培养医学生的社会责任感和公益意识，提高人文素养和社会适应能力。通过开设相关课程、跨学科课程和实践性课程，可以帮助医学生了解医学人文知识和理论，从而培养跨学科思维和综合能力，提高人文素养以及社会适应能力。

三是加强校园文化活动的管理和指导。学校是学生成长的重要场所。应该加强对校园文化活动的管理和指导工作，以确保活动的质量和效果。校园文化活动是学校教育的重要组成部分，对于培养学生的综合素质、促进学生的全面发展具有重要意义。首先，学校可以加强对活动策划和组织的管理工作。在活动策划阶段，学校可以组织专业的医学团队或委员会，对活动的主题、内容、形式等进行全面评估和策划。同时，学校可以制订详细的活动计划，明确活动的流程和责任人，确保活动的顺利进行。其次，学校可以加强对活动内容和形式的指导工作。学校可以邀请专业的医学教师或专家，对活动的内容和形式提供指导和建议，以提高活动的质量和水平。同时，学校可以鼓励学生自主创新，发挥学生的创造力和想象力，让活动更加贴近学生的实际需求和兴趣爱好。最后，学校可以加强对活动参与者的培训和指导工作。在活动前，学校可以组织相关的医学培训和指导课程，让学生了解活动的目的、意义和参与方式。在活动中，学校可以安排专业的指导老师或志愿者，对学生进行指导和帮助，提高人员的参与度和收获感。加强对校园文化活动的管理和指导工作，同样也是学校教育工作的重要组成部分。通过加强策划和组织管理、内容和形式指导，以及参与者的培训和指导工作，可以提高活动的质量和效果，培养学生的综合素质，促进学生的全面发展。

校园文化在医学人文教育中具有重要的作用和意义。通过完善校园文化建设、加强医学人文课程建设以及加强校园文化活动的管理和指导等工作，可以让校园文化更好地发挥自身作用，并提升医学生的全面素质和能力，进而为社会培养更多具有人文关怀精神和社会责任感的医学人才。

第三节　社会资源与医学人文教育

医学人文教育是医学教育不可或缺的部分，注重对医学生的全面培养，涵盖了医学知识、技能、道德、伦理、社会责任感等多个方面。在现代社会，随着医疗技术的不断进步，人们对医疗服务质量要求也在不断提高，医学人文教育的重要性愈发凸显。它不仅是医学发展的需要，更是社会进步的必然要求，对于推动医学事业的可持续发展具有重要意义。医学人文教育不仅关注医学生的专业知识和技能培养，更注重培养人员的道德品质、人文素养和社会责任感。通过医学人文教育，医学生可以更好地理解患者的需求和心理，提高医患沟通能力和医疗服务质量。同时，医学人文教育还有助于培养医学生的创新思维和批判性思维，激发人员的科研热情和探索精神。社会资源作为医学人文教育的有力支持，对于医学人文教育的实施与发展起着重要的作用。政府、企业、社会组织等各方，应该加大对医学人文教育的投入和支持，提供更多的教育资源和资金支持。同时，医疗机构也应该积极参与到医学人文教育中来，为医学生提供更多的实践机会和临床经验，帮助其更好地掌握医疗技能和人文素养。通过充分认识到医学人文教育的重要性，加大对医学人文教育的投入和支持，可以进一步推动医学事业的可持续发展。

（一）社会资源在医学人文教育中的作用

一是提供实践平台。社会资源可以为医学人文教育提供实践平台。例如，医疗机构、社区、家庭等都可以成为医学生实践的场所，让医学生在实践中了解社会，提高医患沟通能力，培养社会责任感。通过利用这些资源，医学生可以获得实践平台，更好地了解社会，提高医患沟通能力，并培养社会责任感。首先，医疗机构是医学人文教育的重要实践场所。医学生可以在医疗机构中，观察和学习医生与患者之间的沟通方式，了解患者的需求和心理状态，从而培养自己的医患沟通能力。同时，还可以通过参与医疗实践，了解医疗行业的运作和医疗技术的发展，提高自己的专业素养和实践能力。其次，社区和家庭也是医学人文教育的重要实践场所。医学生可以在社区和家庭中，了解社会问题和公共卫生问题，学习如何与不同背景的人沟通和合作，从而培养自己的社会责任感和公共卫生意识。最后，社会资源还可以为医学人文教育提供更多的支持和帮助。例如，社会上的慈善机构、志愿者组织等，可以为医学生提供实践机会和培训，帮助其更好地了解社会和服务社会。同时，政府和社会各界也可以加强对医学教育的支持和投入，为医学生提供更好的学习和实践环境。通过充分利用这些资源，医学生可以更好地了解社会，提高医患沟通能力，培养社会责任感。

二是丰富教学内容。社会资源可以丰富医学人文教育的教学内容。通过引入社会热点问题、公共卫生事件等案例，可以让学生更好地理解医学知识，提高分析问题、解决问题的能力。由此可见，社会资源对于医学人文教育的教学内容有着重要的作用。首先，社会热点问题可以作为医学人文教育的鲜活教材，例如，近年来社会上广受关注的医患关系问题，就可以作为医学人文教育的一个重要内容。在医患关系紧张的情况下，学生可以通过学习医患沟通技巧、了解患者心理需求、理解医生职业道德等方面的知识，更好地处理医患关系，提高医疗服务质量。其次，公共卫生事件也可以作为医学人文教育的案例。例如，近年来发生的重大传染病疫情，如新冠病毒疫情等，对于医学人文教育来说，就是一个重要的教学案例。学生可以通过了解传染病的传播途径和疫情的防控措施、医疗救治等方面的知识，更好地理解公共卫生事件对于社会的影响，以及医生在其中的责任和担当。最后，社会资源还可以丰富医学人文教育的实践教学内容。例如，学生可以通过参与社会公益活动、志愿服务等方式，将所学的医学知识运用到实践中，提高自己的实践能力和社会责任感。

三是促进师资队伍建设。社会资源可以促进医学人文教育的师资队伍建设。学校通过与社会各界的合作，可以引进更多优秀的师资力量，为医学人文教育注入新的活力和动力。优秀的教师不仅具备深厚的医学知识和人文素养，还能够将理论与实践相结合，为学生提供更加全面和深入的教育。学校通过与社会各界的合作，可以充分利用各种社会资源，包括企业、科研机构、文化机构等，为医学人文教育提供更多的支持和帮助。这些机构可以提供实践基地、研究项目、文化资源等，帮助学生更好地理解和应用医学人文知识。此外，社会资源还可以促进医学人文教育的多元化发展。学校通过与不同领域的专家和学者合作，还可以引入更多的学术观点和研究成果，丰富医学人文教育的内容和形式。同时，还可以借助社会资源举办各种学术活动、文化交流活动等，为学生提供更多的学习和交流机会。

（二）如何利用社会资源推进医学人文教育

首先，加强与社会各界的合作。学校应该积极与社会各界，包括医疗机构、社区、企业等，建立合作关系，共同开展医学人文教育活动，为学生提供实践机会。这些合作不仅可以拓宽学生的视野，提高医学人文素养，还可以为他们未来的职业发展打下坚实的基础。通过与医疗机构的合作，学校可以邀请医生、护士等医学专业人士来校举办讲座或进行实践指导，让学生了解医学领域的最新进展和实际应用。同时，学校还可以与医疗机构建立实习基地，让学生在实习期间深入了解医学人文教育的实际应用。与社区的合作可以让学生更加了解社区的需求和问题，从而培养社会责任感和人文关怀精神。学校可以组织学生参与社区服务、义诊等活动，让学生将所学知识应用到实践中，提高他们的医学人文素养。与企业的合作还可以为学生提供更多的实践机会和就业资源。学校可以与企业建立合作关系，共同开展医学人文教育项目，让学生在实践中学习如何将医学知识与人文关怀相结合，提高他们的综合素质和竞争力。

其次，充分利用社会资源。学校应充分利用社会资源，如邀请社会名人、专家学者来校开展讲座，让学生了解社会热点问题，拓宽视野。对于医学人文教育工作来说，有效利用社会资源的方法还有很多，如与医疗机构、社区组织、非政府组织等相关机构建立合作关系，共同开展医学人文教育活动。这些机构可以提供实践机会，让学生了解医疗行业的运作和人文关怀的重要性；通过邀请医疗行业专家、社会工作者、心理咨询师等人士参与医学人文教育，可以为学生提供实践经验和知识分享。这些人士可以与学生分享自身在医疗实践中的经历和感悟，引导学生深入理解医学人文精神。组织学生参与医疗志愿服务、社区健康宣传、患者关怀等活动，可以让学生在实践中体验医学人文精神。这些活动可以让学生了解社会需求，培养社会责任感和同理心。学校还可以利用互联网平台，如在线课程、社交媒体、博客等，传播医学人文知识，分享教育资源。这些平台可以扩大教育覆盖面，让更多人了解医学人文精神的重要性。通过分析真实的医疗案例，可以让学生了解医疗实践中的人文关怀和伦理问题。教师可以引导学生讨论案例，培养人员的批判性思维和解决问题的能力。

最后，加强师资队伍建设。通过加强医学人文教育的师资队伍建设，可以提高教师的医学人文素养和教育能力。教师应该具备跨学科的知识背景和丰富的教学经验，能够有效地引导学生探索医学人文领域。学校应加强师资队伍建设，通过培训、引进等方式，提高教师的医学人文素养，为医学人文教育提供有力的保障。医学人文教育中的师资队伍建设是至关重要的，会直接影响医学人文教育的质量和效果。加强医学人文教育中的师资队伍建设，需要多方面的努力和措施，包括选拔优秀教师、提供培训机会、建立激励机制、加强团队建设、引入外部资源以及建立评估机制等。要从医学人文教育领域的优秀人才中，选拔出具有丰富教学经验和实践经验的教师，并给予他们充分的支持和鼓励；还要为教师提供各种培训机会，包括学术研讨会、讲座、研讨会等，以帮助其不断提高教学水平和专业素养；通过建立激励机制，并对教学成果给予适当的奖励和认可，可以鼓励教师积极投入医学人文教育；通过营造良好的团队氛围，加强教师之间的交流与合作，共同推动医学人文教育的发展；积极引入外部资源，如邀请医学人文领域的专家学者来校授课，或进行学术交流，以拓宽教师的视野和思路；建立科学的评估机制，对教师的教学成果进行定期评估和反馈，以便及时发现问题并采取措施加以改进。只有不断提高教师的教学水平和专业素养，才能更好地推动医学人文教育的发展。

社会资源是推进医学人文教育的重要力量，学校应积极与社会各界建立合作关系，充分利用社会资源，加强师资队伍建设，为医学生的全面发展提供有力的支持。只有这样，才能培养出具有高尚医德、精湛医术、良好沟通能力的优秀医学人才，从而促进社会的健康与和谐发展。

（三）应用案例分析

医学人文教育是医学教育的重要组成部分，旨在培养医学生的人文素养，提高其医学伦理意识、社会责任感和医患沟通能力。在医学人文教育中，有效利用社会资源是提高教育质量的重要途径。

例如，某医学院校在医学人文教育中，积极寻求与当地社区、医疗机构和公益组织的合作，充分利用社会资源，开展了一系列富有特色的实践活动。该医学院校与当地社区建立了紧密的合作关系，定期组织医学生参与社区健康宣传、义诊等活动。通过这些活动，医学生不仅了解了社区居民的健康需求，还提高了自己的医患沟通能力。同时，社区居民也通过这些活动了解了医学知识，增进了对医学专业的信任。

该医学院校与当地医疗机构建立了合作关系，为医学生提供了临床实习的机会。在实习期间，医学生不仅学习了临床技能，还深入了解了医学伦理、医疗流程等方面的问题。同时，医疗机构也通过实习选拔优秀人才，为未来的医疗事业储备人才。

该医学院校还与当地的公益组织建立了合作关系，共同开展了一系列公益活动。例如，组织医学生参与贫困地区的医疗援助，为孤寡老人提供免费体检，等等。这些活动不仅提高了医学生的社会责任感，还增强了他们的团队协作能力。

通过有效利用社会资源，该医学院校的医学人文教育取得了显著的效果。首先，医学生的医学人文素养得到了提高，他们更加关注患者的需求，更加注重医疗伦理和医患沟通。其次，医学生的社会责任感得到了增强，他们更加愿意为社会做出贡献。最后，医学生的团队协作能力得到了提高，他们更加懂得如何与他人合作，共同完成任务。通过以上案例分析可以看出，有效利用社会资源，是提高医学人文教育质量的重要途径。在未来的医学人文教育中，应该更加注重与社会各界的合作与交流，充分利用社会资源为医学生提供更加丰富、更加实用的教育内容和实践机会。同时，也应该加强对社会资源的整合和利用能力，不断提高教育质量和效果。

第六章 医学人文教育实践环节

第一节 实践教学的意义与形式

（一）实践教学的意义

实践教学的意义体现在方方面面。实践教学是理论知识的应用，不仅是教学过程中的重要环节，更是学生将理论知识转化为实践操作能力的重要途径。通过实践教学，学生可以更加深入地理解和掌握理论知识，同时提高自己的实践操作技能和动手能力。

首先，实践教学注重学生的实践操作能力。在实践教学中，学生需要亲身参与实践活动，通过实际操作来掌握相关技能。这种教学方式可以让学生更加直观地了解理论知识如何应用，加深对理论知识的理解和掌握。

其次，实践教学可以让学生接触到更多的实际问题和案例。在实践中，学生会遇到各种各样的问题和挑战，需要运用所学的理论知识去解决。这种教学方式可以让学生更加全面地了解理论知识的应用方法，拓宽视野，增强综合素质。此外，实践教学还能够鼓励学生尝试新的方法和思路。

最后，实践教学对于培养学生的创新精神和实践能力具有重要意义。在未来的教育工作中，应该更加注重实践教学，为学生提供更多的实践机会和实践平台，使其在实践中学习和成长。因此，实践教学是教育过程中不可或缺的一部分，能够帮助学生更好地理解和掌握知识，提高动手能力和综合素质。

（二）医学人文教育中实践教学的意义

医学人文教育是培养医学人才全面素质的重要途径，不仅关注医学知识的传授，更注重培养医学生的道德观念、人文素养和社会责任感。通过医学人文教育，医学生可以更好地理解患者的需求和情感，从而更好地为患者提供医疗服务。而实践教学则是提高医学人文教育质量的关键环节。通过实践，医学生可以将所学知识应用到实际情境中，加深对医学人文理念的理解和掌握。同时，实践教学还可以培养医学生的创新思维和实践能力，提高人员的综合素质。因此，加强医学人文教育和实践教学，是培养医学人才全面素质的重要途径，对于提高医疗服务质量和社会满意度具有重要意义。

对于医学人文教育来说，实践教学可以增强学生的感性认识，因为实践教学往往要求学生亲身参与。通过实地考察、案例分析、角色扮演等形式，学生能够更加深入地了解医学人文领域的实际情况，提高对医学人文精神的理解和认识。实践教学也可以培养学生的综合能力。因为实践教学不仅要求学生掌握理论知识，还要求学生具备一定的实践能力和综合素质。在实践过程中，学生需要运用所学知识解决实际问题，培养了独立思考、团队协作、沟通交流等多方面的能力。实践教学还可以提高学生的职业素养水平，能够帮助学生更好地了解医学行业的职业要求，提高其职业素养。通过实践，学生可以了解医生的工作环境、工作内容和职业素养等方面的要求，从而更好地适应未来的职业发展。

（三）医学人文教育中实践教学的形式

一是实地考察。实地考察是让学生亲身前往医院、社区等实地了解医学人文领域情况的一种实践教学方式。学生可以通过实地考察，了解医疗机构的运作方式和医患关系处理、医疗伦理等方面的情况，从而加深对医学人文精神的理解。实地考察是医学人文实践教学的重要环节，不仅可以让学生亲身感受到医疗工作的实际情况，还能帮助学生更好地理解医学人文精神。在实地考察中，学生可以深入了解医疗机构的运作方式，包括医生的工作流程、医疗设备的操作等，从而对医疗工作有更直观的认识。同时，学生还可以通过观察和交流，了解医患关系的处理方式，以及医疗伦理在实践中的应用，从而培养自己的医德医风和人文素养。实地考察还可以让学生了解到医疗工作的复杂性和挑战性。在医疗实践中，医生需要面对各种复杂的病情和患者需求，需要具备高度的专业知识和技能。同时，医生还需要处理与患者、家属以及其他医护人员之间的关系，这需要具备良好的沟通能力和团队协作精神。通过实地考察，学生可以更深入地了解医生的职业特点和责任，从而更好地理解医学人文精神。此外，实地考察还可以帮助学生更好地了解医疗行业的现状和发展趋势。在考察中，学生可以了解到医疗技术的最新进展和应用，以及医疗机构的管理和运营情况，这些信息可以帮助学生更好地规划自己的职业发展，并为未来的学习和工作提供有益的参考。因此，积极开展实地考察活动，可以为医学人文教育工作者提供更多的实践机会和学习资源。

二是案例分析。案例分析是一种重要的实践教学方式，尤其在医学人文领域。学生针对具体的医学人文案例进行分析和讨论，可以深入了解医学人文领域的实际问题，学习如何运用所学知识解决实际问题。这种教学方式不仅有助于提高学生的独立思考能力，还有助于培养其解决问题的能力。在医学人文案例分析中，学生需要运用所学的医学人文知识和理论，对案例进行深入的分析和讨论。这需要学生具备较高的思维能力和分析能力，同时具备一定的医学人文素养。因此，这种教学方式对于提高学生的医学人文素养和综合能力具有重要意义。在具体的案例分析过程中，学生还需要通过对案例的深入分析和讨论，挖掘出案例中涉及的医学人文问题；同时，需要运用所学知识提出相应的解决方案和建议。这对于提高学生的思维能力和解决问题的能力有很大的帮助。此外，医学人文案例分析还可以为学生提供更多的实践机会。在分析和讨论案例的过程中，学生需要不断地思考、探讨和交流，这有助于提高学生的沟通能力和团队协作能力。同时，学生还可以通过分析和讨论不同的案例，了解不同的医学人文问题，从而拓宽自己的视野和思路。

三是角色扮演。角色扮演是一种实践教学方式，旨在让学生通过模拟不同角色，亲身体验医学人文领域中的各种情况。通过角色扮演，学生可以深入了解不同角色的心理和需求，从而培养同理心和沟通能力。在医学领域，角色扮演可以帮助学生更好地理解患者的痛苦和需求，提高医生与患者之间的沟通效果。例如，学生可以扮演患者，体验患者的疼痛和不安，从而更好地理解患者的心理状态。同时，学生还可以扮演医生，学习如何与患者进行有效的沟通，提高医患关系的和谐度。因此，角色扮演不仅是一种实践教学方式，更是一种培养学生全面素质的有效手段。通过角色扮演，学生可以了解不同职业、不同身份的人的心理和需求，从而更好地理解社会和人生。尤其是在模拟不同角色的过程中，学生需要思考如何解决各种问题，从而培养思维能力，提高解决问题的能力。同时，角色扮演还可以帮助学生提高团队协作和组织协调能力，这对于他们未来的工作和生活都非常重要。

四是社区服务。学生可以在社区开展健康宣教、义诊等活动。这是一个极好的机会，学生在实践中可以提高自身的社会责任感和职业素养，并增强对公众健康问题的认识。首先，开展健康宣教活动是提高学生社会责任感的重要途径。学生可以通过向社区居民普及健康知识，帮助居民建立健康的生活方式，从而提高整个社区的健康水平。在这个过程中，学生不仅能够学到更多的医学知识，还能够培养出对社会的责任感和使命感。其次，开展义诊活动可以让学生更深入地了解公众健康问题。通过为社区居民提供免费的医疗服务，学生可以了解到各种疾病和病症，从而增强对医学知识的理解。此外，义诊活动还可以让学生了解公共卫生系统的工作流程和运作情况，为未来的职业生涯打下坚实的基础。最后，通过这些活动，学生可以提升自己的职业素养。在宣教和义诊活动中，学生需要与社区居民进行沟通和交流，这可以锻炼沟通能力和人际交往能力。此外，这些活动还可以培养学生的团队协作精神和服务意识，这不仅有助于学生的个人成长和发展，还能够为社区的健康事业做出积极的贡献。

第二节 临床实习与人文关怀

临床实习是医学生教育的重要阶段，不仅要求学生掌握医学知识，还要求学生培养良好的人文关怀素养。人文关怀是医学教育的重要组成部分，着重强调对患者的关心、尊重和照顾，同样也是医学职业道德的核心。在临床实习中，学生需要接触各种各样的患者，包括不同年龄、性别、病情和背景的人。学生需要学会与患者沟通，了解患者的需求和感受，并提供适当的关怀和支持。这需要学生具备一定的人文关怀素养，包括同理心、耐心、细心和责任心等。为了培养学生的临床实习能力和人文关怀素养，需要采取一系列措施。首先，需要加强学生的医学人文教育，使其充分了解到医学人文的重要性，并掌握相关的知识和技能。其次，需要提供实践机会，让学生在实际操作中锻炼自己的临床实习能力。例如，可以组织学生参与志愿者活动，在实践中学习如何关心和照顾患者。最后，在临床实习中，还需要注重培养学生的职业素养。学生需要遵守职业道德规范，尊重患者的人格尊严和隐私权，保护患者的合法权益。同时，学生还需要注重自身的职业形象和礼仪，以展现出良好的职业素养和人文关怀。临床实习是医学生教育的重要阶段，而人文关怀是医学教育的核心。通过培养学生的临床实习能力和人文关怀素养，可以培养出具备高尚职业道德和人文素养的医学人才。

（一）临床实习中融入人文关怀的必要性

医学人文教育是指在医学教育中融入人文精神，培养医学生的人文素养和职业操守。随着医学模式的转变，医学人文教育在医学教育中的地位越来越重要。临床实习是医学生将理论知识应用于实践的重要环节，也是培养医学生临床技能和职业素养的重要途径。在临床实习中融入人文关怀，可以促进医学生对患者的关心和尊重，增强医学生的职业操守，提高医疗质量。具体来说，在临床实习中融入人文关怀有以下几点重要作用。

一是可以培养医学生的人文素养。医学人文教育是培养医学生人文素养和人文精神的重要途径，而临床实习是医学生将理论知识应用于实践的重要环节。在临床实习中融入人文关怀，可以帮助医学生了解患者的心理需求和情感变化，促进医学生对患者的关心和尊重，培养医学生的人文素养。医学人文教育不仅关注医学生的知识和技能，更注重培养他们的人文素养和人文精神。这种素养和精神的培育，对于医学生未来的职业生涯和患者福祉至关重要。临床实习是医学生从理论走向实践的重要阶段，也是医学工作者将所学知识应用于实际情境的必经之路。在临床实习中，医学生需要面对各种复杂的医疗情境，包括患者的疼痛、恐惧、焦虑等。此时，融入人文关怀的理念，可以帮助医学生更好地理解患者的心理需求和情感变化，从而更加精准地诊断和治疗。同时，这种关怀也可以增进医学生对患者的关心和尊重，使其更加关注患者的整体健康和生活质量。通过临床实习中的人文关怀，医学生可以深入了解患者的疾苦和需求，增强人道主义情怀和社会责任感。这种责任感将驱使相关人员更加努力地学习和工作，为患者提供更加优质、人性化的医疗服务。因此，在临床实习中积极融入人文关怀，可以让医学生在实践中学习和成长，培养高度的社会责任感。

二是可以提高医疗质量。医疗质量是医院的核心竞争力，而医疗质量不仅取决于医生的医疗技术水平，还取决于医生对患者的人文关怀。在临床实习中融入人文关怀，可以帮助医学生了解患者的需求和期望，提高医学生对患者的关注，从而提高医疗质量。医疗质量是医院赖以生存和发展的核心，而医疗质量的高低，不仅取决于医生的医疗技术水平，更取决于医生对患者的人文关怀。在临床实习中，融入人文关怀是非常重要的。通过人文关怀，医学生可以更好地关注和照顾患者。这种关注和照顾可以体现在细节上，比如与患者沟通时的态度、对患者的关心，以及为患者提供更好的医疗体验，等等。融入人文关怀还可以帮助医学生更好地理解患者的心理和社会背景，从而更好地为患者提供治疗和建议。这种理解可以帮助医学生更好地应答患者的各种问题，从而为患者提供更好的医疗服务。此外，融入人文关怀还可以提高医学生的职业素养和道德水平。在临床实习中，医学生不仅需要学习医疗技术，还需要学习如何尊重患者、如何关心患者、如何为患者提供更好的医疗服务。这种学习和实践，可以帮助医学生更好地提升职业素养和道德水平，从而为患者提供更好的医疗服务。因此，在临床实习中，医学生应该注重培养自己的人文关怀能力，以便为患者提供更好的医疗服务。

三是可以增强医学生的职业操守。职业操守是医生的基本素质之一，而人文关怀是职业操守的重要组成部分。在临床实习中融入人文关怀，可以帮助医学生了解职业操守的重要性，增强医学生的职业操守，提高医学生的职业道德水平。在临床实习中，医学生不仅需要学习医学知识和技能，还需要培养良好的职业操守和人文关怀意识。通过融入人文关怀，医学生可以更好地了解患者的需求和感受，更好地与患者沟通，建立更加和谐的医患关系。同时，融入人文关怀还可以帮助医学生更加自觉地遵守职业道德规范，提高自己的职业道德水平。在临床实习中，医学生需要注重细节，关注患者的心理和情感需求，通过尊重患者的人格尊严和隐私权，尽可能为患者提供舒适的医疗环境和优质的服务。同时，还应该关注患者的文化背景和价值观，尊重患者的选择和决定，为患者提供更加人性化的医疗服务。此外，融入人文关怀还可以帮助医学生更好地了解医学的本质和意义。医学不仅仅是一种科学和技术，更是一种人道主义事业。医生需要关注患者的生命和健康，尽可能为患者提供最好的医疗服务。通过融入人文关怀，医学生可以更好地理解医学的本质和意义，从而更加热爱自己的职业，为患者提供更加优质的医疗服务。所以，合理融入人文关怀，也是临床实习中非常重要的一部分。通过培养良好的职业操守和人文关怀意识，医学生可以更好地了解患者的需求和感受，更好地与患者沟通，建立更加和谐的医患关系。同时，融入人文关怀还可以帮助医学生更好地理解医学的本质和意义，从而提高自己的职业道德水平。

（二）如何在临床实习中融入人文关怀

师资队伍是临床实习教学的重要保障，也是融入人文关怀的关键。因此，要加强师资队伍建设，提高教师的医学人文素养和教学能力。同时，要加强对教师的培训和管理，确保教师能够将人文关怀融入到临床实习教学中。此外，师资队伍的建设也需要注重培养教师的创新意识和实践能力。在临床实习教学中，教师应该能够引导学生发现问题、分析问题和解决问题，培养学生的创新思维和实践能力。同时，教师也应该注重自身的学习和提高，不断更新自己的知识和技能，以适应不断变化的临床实习教学需求。在加强师资队伍建设的同时，也需要加强对临床实习教学的管理和监督。学校应该建立完善的教学质量监控体系，对临床实习教学进行定期评估和检查，及时发现问题并进行整改。学校也应该加强对学生的管理和教育，确保学生能够认真对待临床实习教学，积极参与到临床实习中。通过加强对临床实习教学的管理和监督，可以确保教学质量的不断提高。

实习制度是临床实习教学的重要保障，也是融入人文关怀的重要环节。

因此，要完善实习制度，明确实习目标和要求，规范实习流程和内容，确保实习教学能够有序、有效地进行。同时，还要加强对实习生的管理和指导，确保实习生能够将理论知识应用于实践，提高实习生的临床技能和职业素养。除了完善实习制度，还需要注重实习生的培训和培养。在实习期间，应该提供专业的培训和指导，帮助实习生了解临床实践的基本要求和流程，掌握临床技能和操作方法。此外，还应该注重实习生的职业素养培养，包括医德医风、沟通技巧、团队协作等方面，使实习生能够全面发展，为未来的职业生涯打下坚实的基础。完善实习制度时，还需要注重实习生的安全和健康。在实习期间，应该提供必要的安全保障措施，确保实习生的安全和健康。例如，应该提供专业的防护设备，避免实习生在临床实践中受到感染或其他伤害。同时，还应该关注实习生的心理健康，提供必要的心理辅导和支持，帮助实习生缓解工作压力和情绪波动。最后，完善实习制度还需要注重实习生的评价和反馈。在实习期间，应该建立科学的评价机制，对实习生的表现进行评价和反馈。这不仅可以帮助实习生了解自己的不足和需要改进的地方，还可以为学校和医院提供反馈和建议，促进实习制度的不断完善。

医患沟通是医生的基本技能之一，也是在医疗工作中融入人文关怀的重要手段。因此，要加强医患沟通技巧的训练，提高医学生的沟通能力。同时，要加强对医学生的教育和引导，帮助医学生树立正确的沟通观念和态度，提高医学生的沟通效果和质量。医患沟通是医学教育中的一项重要内容，也是医生职业生涯中不可或缺的一部分。在医学教育中，加强医患沟通技巧的训练，可以提高医学生的沟通能力，增强医学生的应用技巧和技能水平，对于培养高素质的医学人才来说，是具有重要意义的。同时，通过加强对医学生的教育和引导，帮助医学生树立正确的沟通观念，可以提高医学生的沟通效果和质量，为未来的医学事业发展打下坚实的基础。首先，医患沟通技巧的训练，是提高医学生沟通能力的重要途径。医生需要具备倾听、理解、表达和回应等基本沟通技巧，以便更好地与患者进行交流和沟通。在医学教育中，可以通过模拟训练、角色扮演、案例分析等方式，让医学生掌握这些基本沟通技巧并能够在实践中灵活运用。其次，加强对医学生的教育和引导，是提高医学生沟通效果和质量的关键。医生需要具备人文关怀精神，关注患者的情感和需求，尊重患者的权利和尊严。在医学教育中,可以通过开设人文课程、组织社会实践活动、加强职业道德教育等方式,帮助医学生树立正确的沟通观念,提高医学生的沟通效果和质量。最后,提高医学生的沟通能力和技巧水平,可以为未来的医学事业发展打下坚实的基础。随着医疗技术的不断发展和进步,医生需要具备更高的专业素养和沟通能力,以便更好地为患者提供优质的医疗服务。因此,通过加强医患沟通技巧的训练,注重对医学生的人文教育和引导,可以培养出更多高素质的医学人才,以便为未来的医学事业发展提供更多支持。

患者心理需求是医生需要关注的重要方面之一,也是融入人文关怀的重要内容。因此,要关注患者的心理需求和情感变化,了解患者的心理问题和困难,提供必要的心理支持和帮助。同时,要加强对患者的教育和引导,帮助患者树立正确的健康观念。在医疗实践中,医生不仅要关注患者的生理需求,更要关注患者的心理需求。患者的心理状态和情感变化对治疗效果有着重要的影响,因此医生需要认真倾听患者的诉求,了解患者的心理问题和困难,提供必要的心理支持和帮助。对于患者来说,医院是一个陌生的环境,容易使人产生焦虑、恐惧等不良情绪。医生可以通过亲切的语言、关心的态度和耐心的解释,以更好地缓解患者的紧张情绪,增强患者的信任感和安全感。同时,医生还可以根据患者的实际情况,提供个性化的心理辅导和康复指导,帮助患者更好地适应医院环境,提高治疗效果和生活质量。除了关注患者的心理需求,医生还需要加强对患者的教育和引导,通过宣传健康知识、介绍疾病预防和治疗方法等途径,帮助患者树立正确的健康观念,培养良好的生活方式。同时,医生还可以引导患者积极参与康复训练和社交活动,增强患者的自信心和自我管理能力,促进患者的全面康复。因此,关注患者的心理需求,是医生人文关怀的重要体现,也是提升治疗效果和患者生活质量的重要途径。医生应该认真倾听患者的诉求,了解患者的心理问题和困难,提供必要的心理支持和帮助。

通过探讨临床实习中融入人文关怀的必要性、如何融入人文关怀这两个方面,可以发现在临床实习中融入人文关怀的重要作用,并且可以帮助医学生提升人文素养,进一步提高医疗质量,增强职业操守。因此,需要加强师资队伍建设,完善实习制度,强化医患沟通技巧,关注患者心理需求,从多角度和多方面来促进人文关怀在临床实习中的应用和发展。

（三）应用案例分析

随着医学模式的转变，人文关怀在临床实习中的重要性逐渐凸显。将人文关怀融入临床实习，有助于培养实习生的医学人文素质，提高患者满意度，促进医患关系的和谐。例如，某医院神经内科的实习生小李在实习期间遇到了一位患有帕金森病的老奶奶。老奶奶由于长期患病，情绪低落，对治疗缺乏信心。小李在观察病情时，注意到这一点，决定在临床实习中融入人文关怀。

实施过程中，实习生小李主要从沟通技巧、心理支持、健康教育和关注细节这几方面着手。小李在与老奶奶交流时，运用了温和的语气和表情，让老奶奶感到被关心和尊重。同时，小李耐心倾听老奶奶的诉求和困惑，以了解她的真实想法。小李在了解老奶奶的心理状况后，主动与老奶奶分享一些成功的治疗案例，帮助她树立信心。同时，小李还鼓励老奶奶与家人保持联系，让家人给她更多的关爱和支持。进行健康教育时，小李利用自己的专业知识，向老奶奶普及帕金森病的治疗方法和注意事项，让老奶奶更加了解自己的疾病和治疗方案。另外，小李在观察病情时，注意到老奶奶的生活习惯和喜好，例如饮食、运动等。小李主动与老奶奶的家人沟通，提醒他们注意这些细节，帮助老奶奶建立更健康的生活方式。

经过一段时间融入人文关怀的临床实习，小李发现老奶奶的情绪明显好转，对治疗有了信心。同时，老奶奶的家人也对小李表示了感谢，认为小李的关心和帮助让老奶奶得到了更好的治疗和生活体验。这也表明了，通过将人文关怀融入临床实习，小李不仅提高了自己的医学人文素质，还为患者带来了实质性的帮助，充分证明了人文关怀在临床实习中的重要性和价值。

第三节　社会实践与公益活动

医学人文教育是医学教育的重要组成部分，关注的是医学生的道德、伦理、社会责任感以及医学职业精神等方面的培养。社会实践和公益活动也是医学人文教育的重要途径。通过这些活动，医学生可以更好地理解社会，培养社会责任感，提升医患沟通能力，从而更好地履行医学职责。

（一）社会实践在医学人文教育中的作用

社会实践广义上是指人类认识世界、改造世界的各种活动的总和，即全人类或大多数人从事的各种活动，包括认识世界、利用世界、享受世界和改造世界，等等。狭义上来说，社会实践即假期实习或是校外实习。对于在校大学生来说，社会实践具有加深对本专业的了解、确认合适的职业、为向职场过渡做准备、增强就业竞争优势等多方面意义。在医学人文教育的实践中，社会实践是重要环节，有助于医学生将理论知识应用于实践，提升职业素养和综合能力。例如，通过参与医疗实践活动，医学生可以了解医疗行业的实际情况，提高医患沟通技巧和处理医疗问题的能力。此外，社会实践还可以为医学生提供了解社会、了解民生的机会，有助于增强人员的社会责任感。

具体而言，社会实践在医学人文教育中，可以增强社会责任感，培养人文关怀精神，提升医患沟通能力，锻炼解决实际问题的能力，促进理论与实践的结合。通过参与社会实践，医学生能够深入了解社会的医疗需求，感受到自己作为未来医生的责任，从而增强社会责任感；社会实践让医学生有机会亲身接触患者，了解患者的需求和感受，从而培养出对患者的人文关怀精神；在实践中，医学生需要与患者进行有效的沟通，这有助于提升他们的医患沟通能力，为未来的医疗工作打下基础；社会实践中的问题往往复杂多变，需要医学生运用所学知识解决。这有助于锻炼他们解决实际问题的能力，从而提高其实践能力和技能。医学人文教育不仅需要理论知识的传授，更需要实践经验的积累。社会实践能够将理论知识与实践相结合，使医学生更好地理解和掌握医学人文知识。

（二）公益活动在医学人文教育中的意义

公益活动是指在社区、学校、单位等范围内，通过志愿参与、捐赠物资或资金等方式，为他人或社会提供帮助、支持或服务的一系列活动。这些活动可以帮助改善社会环境和公共设施，提高大众的生活质量，同时也可以增强人们的社区归属感和参与意识。公益活动的内容非常广泛，涵盖了教育、环保、医疗、扶贫、救灾等多个领域。在医学人文教育的实践中，公益活动是医学人文教育的重要载体，可以帮助医学生培养公益精神，提升道德品质。通过参与公益活动，医学生可以为社会做出贡献，帮助弱势群体，从而培养社会责任感和同理心。此外，公益活动还可以帮助医学生树立良好的社会形象，提高职业声誉。

通过参与公益活动，医学生可以亲身感受到社会弱势群体的需求，从而增强对社会的责任感和使命感。这些活动不仅让医学生有机会接触到各种不同的病患，了解他们的生活状况和健康问题，还可以让其感受到自己的行动对社会的影响。在参与公益活动的过程中，医学生可以学习到如何与不同背景的人沟通交流，提高自己的沟通技巧和人际交往能力；同时，可以通过自己的努力，为社会做出贡献，实现自己的价值。因此，参与公益活动对于医学生的成长和发展具有重要意义。

公益活动可以让医学生更加深入地了解医疗行业的职业道德和规范，提升自身的职业素养和人文精神。公益活动对于医学生的成长具有不可忽视的影响。首先，公益活动为医学生提供了一个实践的平台，让其有机会亲身参与医疗工作，了解医疗行业的实际情况。在活动中，医学生可以接触到各种各样的病患，观察并学习医护人员的工作流程和操作规范，从而加深对医疗行业的认知。同时，还可以亲身感受到医疗工作者的责任和使命，进一步激发对医疗事业的热爱和追求。其次，公益活动也是培养医学生职业素养和人文精神的重要途径。在活动中，医学生需要学会与病患沟通、理解患者的需求和痛苦，从而培养出同理心和同情心。同时，还需要学会在紧张的工作环境中保持冷静、专业，遵守职业道德和规范，从而提升自己的职业素养。再次，公益活动还可以让医学生了解到社会的多元性和复杂性，以培养自身的社会责任感，树立完善的公民意识。最后，公益活动对于医学生的个人成长也有着积极的影响。在活动中，医学生可以锻炼自己的组织能力、协调能力和沟通能力，提升自己的综合素质；同时，还可以结交志同道合的朋友，拓展自己的人脉资源，为未来的职业生涯打下坚实的基础。因此，应该鼓励医学生积极参与公益活动，并在实践中成长，在奉献中收获。

在公益活动中，医学生需要与不同背景、不同专业的人合作，这有助于培养人员的团队合作能力和沟通能力。在公益活动中，医学生需要与来自不同背景、不同专业的人合作，这是一段非常宝贵的经验。通过与不同背景的人合作，医学生可以更好地了解不同文化、价值观和思维方式，从而拓宽自己的视野。同时，与不同专业的人合作，也可以让医学生了解到其他领域的专业知识和技能，从而更好地完善自己的医学知识体系。这种合作经验，对于医学生的团队合作能力和沟通能力的培养非常重要。在团队合作中，医学生需要学会与不同背景和专业的人相互尊重、理解和协作，以达成共同的目标。这需要具备倾听、表达、协调和解决问题的能力，这些都是团队合作和沟通中必不可少的技能。此外，公益活动还可以让医学生更加关注社会问题，增强社会责任感。通过参与公益活动，医学生可以了解到社会上存在的各种问题和挑战，从而更加明确自己的职业方向和目标；同时，也可以通过自己的努力为社会做出贡献，实现个人价值和社会价值的双重提升。这种经验不仅可以拓宽学习视野，还可以增强社会责任感，提升职业素养。

公益活动可以让医学生感受到帮助他人的快乐和成就感，同时也可以传递正能量和爱心，促进社会的和谐与进步。因此，公益活动对于医学生的成长和社会的进步具有重要意义，这也是他们在未来医学实践中不可或缺的品质。首先，参与公益活动可以让医学生更加关注社会问题，了解不同人群的需求和困境。在帮助他人的过程中，可以深入了解社会的多样性和复杂性，从而增强社会责任感和同理心。这种关注和同理心将贯穿于医学实践中，使医学生能够更好地理解患者，提供更优质的医疗服务。其次，公益活动可以培养医学生的团队合作能力和领导能力。在组织和参与公益活动的过程中，医学生需要与不同背景的人合作，协调资源，解决问题。这种经历将帮助其更好地适应未来的医学团队，并在团队中发挥领导作用。此外，公益活动还可以传递正能量和爱心，促进社会的和谐与进步。通过自己的行动，医学生可以影响更多的人，激发社会的正能量。这种行动将为社会带来积极的变化，促进人与人之间的和谐与互助。所以，应该鼓励医学生积极参与公益活动，培养高度的社会责任感、同理心，增强团队合作和领导能力。同时，也应该关注和支持公益活动的发展，让更多的人受益于公益活动。

（三）在医学人文教育中增加社会实践与公益活动

首先要增加实践机会。通过积极组织医学生参与医疗实践和社会公益活动，可以为其提供更多的实践机会，让医学生在实践中学习和成长。参与医疗实践是医学生成长的重要途径。通过亲身参与医疗过程，医学生可以更好地理解医学知识，掌握临床技能，增强医患沟通能力，提高医疗水平。同时，实践还可以帮助医学生了解医疗行业的运作和职业发展的方向，以便为未来的职业规划提供参考。社会公益活动是培养医学生社会责任感的重要方式。通过参与社会公益活动，医学生可以了解社会问题，关注弱势群体，培养同理心和人文关怀精神。同时，这些活动还可以帮助医学生树立良好的社会形象，提高人员的社会认可度。为了实现这一目标，学校应该增加实践教学的比重，为医学生提供更多的实践机会。例如，可以组织医学生参与临床实习、社区医疗服务、医学研究等活动，让他们在实践中学习和成长。学校也可以组织医学生参与各种社会公益活动，如义诊、健康宣传、关爱弱势群体等。这些活动不仅可以培养医学生的社会责任感，还可以提高医学技能，增强社会交往的能力。优秀的教师是培养优秀医学生的关键，学校应该加强师资队伍建设，提高教师的专业素养和教学能力。同时，教师也应该积极参与医疗实践和社会公益活动，为学生树立良好的榜样。

  其次要强化公益意识。学校应加强对医学生的公益教育，鼓励他们积极参与公益活动，培养公益意识和社会责任感。随着社会的不断发展和进步，公益事业已经成为人们生活中不可或缺的一部分，而作为未来的医务工作者，医学生更应该关注公益事业，积极参与公益活动，以实际行动回馈社会。加强对医学生的公益教育是非常必要的。学校应该将公益教育纳入课程体系，通过课堂教学、实践活动等多种形式，向医学生传递公益理念和知识。同时，学校还可以邀请公益领域的专家、志愿者等来校开展讲座、交流活动，让医学生更加深入地了解公益事业的重要性和意义。鼓励医学生积极参与公益活动也是非常重要的。学校可以组织各种形式的公益活动，如义诊、健康宣传、环保活动等，让医学生在实践中感受公益事业的魅力。同时，学校还可以鼓励医学生利用课余时间参与志愿服务活动，培养人员的公益意识，树立强烈的社会责任感。作为未来的医务工作者，医学生不仅需要具备专业的医学知识和技能，更需要具备高度的社会责任感和公益意识。只有具备了这些素质，才能更好地为社会服务，为人类的健康事业贡献自己的力量。如此才能培养出更多具有社会责任感和公益意识的医务工作者,为社会的和谐发展提供重要保障。

再次是加强组织管理。学校应该加强对社会实践和公益活动的组织管理,以确保这些活动的安全和有效进行。为了实现这一目标,学校应该制定详细的活动计划和流程,明确责任分工和时间安排,并加强对活动过程的监督和评估。同时,学校还应该加强对参与活动的学生和教师的培训和教育,提高人员的安全意识和责任感,确保他们在活动过程中能够遵守规定和要求,避免出现安全事故。此外,学校还应该积极与相关机构和部门合作,共同推动社会实践和公益活动的开展,为学生提供更多的实践机会和成长空间。

在组织社会实践和公益活动之前,学校应该对活动进行充分的调研和策划,明确活动的目的、意义、形式、时间、地点等细节。同时,学校还应该制定详细的活动流程,包括活动的启动、筹备、执行、结束等环节,并明确各个环节的责任人和任务。学校还应该明确责任分工和时间安排。在活动筹备过程中,学校应该根据活动的性质和规模,明确各个部门和人员的责任分工,确保每个人都能够各司其职,共同推动活动的顺利进行。同时,学校还应该合理安排时间,确保活动能够在规定的时间内完成,避免出现延误或疏漏。在活动执行过程中,学校应该安排专人对活动进行监督和评估,及时发现和解决问题。同时,学校还应该建立有效的反馈机制,及时收集参与活动的学生和教师的意见和建议,对活动进行持续改进和提高。此外,在活动之前,学校应该对参与活动的学生和教师进行培训和教育,提高人员的安全意识。社会实践和公益活动的开展,都需要得到相关机构和部门的支持和配合。因此,学校应该积极与这些机构和部门进行沟通和合作,共同推动活动的开展。同时,学校还应该积极争取社会各界的支持和关注,为活动的开展创造更好的条件和环境,从而为学生提供更多的实践机会和成长空间。

最后要建立评价机制。学校应建立对社会实践和公益活动的评价机制,对活动的效果进行评估和反馈,以便进一步改进和优化活动方案。这种评价机制应该包括以下几方面。一是明确评价标准。学校应该制定明确的评价标准,以便对活动的效果进行客观、公正的评价。这些标准应该包括活动的目标、活动的实施过程、活动的成果等方面。二是收集反馈意见。学校应该通过多种渠道收集参与者的反馈意见,包括问卷调查、访谈、观察等方式。这些反馈意见可以提供关于活动效果的第一手资料，帮助学校了解活动的优点和不足。三是评估活动效果。学校应该根据收集到的反馈意见和评价标准，对活动的效果进行评估。评估结果应该包括活动的成果、存在的问题以及改进的方向等方面。四是反馈结果。学校应该将评估结果及时反馈给参与者，以便相关人员了解自己的表现，分析并思考需要改进的地方。同时，学校也应该将评估结果准确地反馈给其他相关人员，以便了解活动的整体效果。五是改进和优化活动方案。根据评估结果和反馈意见，学校应该对活动方案进行改进和优化。这包括调整活动的目标、改进活动的实施过程、提高活动的成果等方面。建立对社会实践和公益活动的评价机制，是学校改进和优化教育活动方案的重要手段。通过这种机制，学校可以更好地了解活动的效果和存在的问题，从而更好地满足学生的需求，有效提高教育质量。

医学人文教育中的社会实践与公益活动，是培养医学生职业素养和社会责任感的重要途径。医学教育工作者应积极组织这些活动，为医学生提供更多的实践机会和平台，以便他们更好地理解和关注社会，提高医患沟通能力，树立社会责任感。同时，医学生也应积极参与这些活动，将所学的理论知识应用于实践中，提升自己的职业素养和综合能力。通过加强医学人文教育的社会实践与公益活动，也可以为社会培养更多具有高尚医德、精湛医术的医学人才。

（四）应用案例分析

医学人文教育中的社会实践与公益活动，是培养学生人文素养和实践能力的重要途径。以下是一些应用案例分析。

案例一：社会实践在医学人文教育中的应用

某医学院组织学生参加社区医疗服务活动。学生通过为社区居民提供健康咨询、体检和健康教育等服务，不仅提高了自己的医学技能，还增强了与患者沟通的能力和人文关怀意识。同时，学生还通过与社区居民的互动，了解了社会对医疗的需求和期望，为将来从事医疗工作打下了良好的基础。

案例二：公益活动在医学人文教育中的应用

某医学院组织学生参加"爱心义诊"活动。学生前往贫困地区为当地居民提供免费的医疗服务。在活动中，学生不仅为当地居民提供了医疗帮助，还通过与当地居民的交流，了解了贫困地区的医疗需求和问题。此外，学生还通过参与公益活动，培养了社会责任感和公益意识。

案例三：结合社会实践与公益活动的医学人文教育

某医学院组织学生参加"健康扶贫"社会实践与公益活动。学生分为若干小组，分别前往贫困地区进行健康扶贫工作，为当地居民提供健康咨询、体检、治疗等服务，同时还为当地医生提供培训和支持。此外，学生还通过与当地政府、医疗机构和居民的交流，了解了贫困地区的医疗现状和问题，为制定更好的健康扶贫对策提供了参考。

以上这些案例都表明，社会实践和公益活动在医学人文教育中具有重要的作用，不仅可以提高学生的医学技能和实践能力，还可以培养人文素养、社会责任感和公益意识。同时，这些活动还可以帮助学生了解社会的需求和期望，为将来从事医疗工作打下良好的基础。因此，应该在医学人文教育中，合理加强社会实践和公益活动的应用，以培养更多具有人文素养和实践能力的医学人才。

第七章　医学人文教育科研与创新

第一节　科研的重要性与创新能力

（一）科研与创新

科研在医学人文教育中具有重要作用，不仅能够提高教师的教学水平和学术水平，还能促进医学人文教育的持续发展。通过科研，教师可以不断更新和改进课程内容，以适应医学科技的最新发展趋势和社会的最新需求。此外，科研还有助于培养医学生的创新思维和批判性思维，激发人员的科研热情和探索精神。因此，加强医学人文教育的科研工作，对于培养更多优秀的医学人才具有重要意义。

除了科研能力，医学人文教育的创新也很重要。首先，随着医学技术的不断进步，医学人文教育的重要性逐渐凸显。医学人文教育不仅关注疾病的治疗和预防，还关注患者的心理、社会和文化背景，以及医疗人员的职业素养和道德伦理。通过创新医学人文教育，可以提高医疗人员的综合素质和医疗服务水平，为患者提供更加全面、人性化的医疗服务。其次，医学人文教育的创新，有助于推动医学教育和研究的进步。医学人文教育不仅关注医学知识和技能的学习，还注重培养医学生的批判性思维、创新能力和团队协作精神。通过创新医学人文教育，可以激发医学生的创造力和创新精神，推动医学教育和研究的进步，为人类的健康事业做出更大的贡献。最后，医学人文教育的创新，还有助于提高医疗行业的整体形象和声誉。随着社会的发展，人们的健康意识也在逐渐提高，医疗行业面临着越来越大的挑战和压力。通过创新医学人文教育，可以提高医疗人员的职业素养和道德伦理水平，提升医疗行业的整体形象和声誉，为医疗行业的发展注入新的动力和活力。所以，创新能力的提升对于推动医学教育和研究的进步、提升医疗行业的整体形象和声誉都具有重要意义。通过不断完善和创新教育理念和方法，可以为培养高素质的医学人才做出更大的贡献。

（二）科研在医学人文教育中的重要性

医学人文教育是医学教育的重要组成部分，旨在培养医生的道德观念、人文素养和职业精神。科研在医学人文教育中具有举足轻重的作用，而创新能力则是推动医学发展的重要驱动力。随着社会的快速发展，医疗技术也在不断进步，医学人文教育的重要性日益凸显。当代医生不仅需要掌握专业的医学知识，还需要具备高尚的道德品质、深厚的人文素养和卓越的职业精神。科研是医学发展的重要手段。通过科研，医生可以深入探究疾病的本质，为临床治疗提供科学依据。同时，科研还能推动医学技术的创新，提高医疗水平。

首先，科研能够培养医生的科学素养，使医生具备严谨的思维方式和扎实的科研能力。医生在科研过程中需要掌握科学的研究方法，了解最新的科研成果，从而提升自身的专业水平。科研对于医生来说，不仅是一项重要的职业素养，更是一种科学精神的体现。因此，科研能力对于医学领域的发展和患者的治疗都至关重要。在具体的科研过程中，医生需要不断地学习、探索和创新，掌握科学的研究方法，了解最新的科研成果，从而不断提升自身的专业水平。这种科学素养使医生不仅能够更好地应对临床工作中的挑战，还能够为医学领域的发展做出贡献。科研能够使医生具备严谨的思维方式和扎实的科研能力。在科研过程中，医生只有具备了严谨的思维方式和扎实的科研能力，才能够设计出科学、合理的研究方案，并准确地解读研究结果。这种严谨的思维方式和扎实的科研能力，不仅能够提高医生的研究水平，还能够为患者的治疗提供更加科学、有效的方案。科研对于医学领域的发展和患者的治疗都至关重要。通过科研，医生可以不断地探索新的治疗方法和技术，提高治疗效果和患者的生存率。同时，科研也能够推动医学领域的进步和发展，为人类的健康事业做出更大的贡献。通过鼓励医生积极参与科研工作，可以提升其职业素养，培养科学精神。

其次，科研可以促进医疗技术的发展。通过科研，医生可以不断探索和发现新的治疗方法，这些新的治疗方法往往能够更有效地治疗疾病，提高治疗效果。科研不仅可以帮助医生更好地理解疾病的发生和发展机制，还可以为医生提供更准确、更有效的诊断和治疗方法。此外，科研还可以推动医疗技术的创新。随着科技的不断发展，医疗领域也在不断进步，新的医疗技术和设备不断涌现。通过科研，医生可以不断学习和掌握这些新的技术和设备，为患者提供更好的医疗服务。所以，科研是推动医疗领域发展的重要力量，医生应该积极参与科研工作，不断提高自己的专业水平和科研能力，为患者提供更好的医疗服务。

最后，科研可以树立医生的职业精神。科研需要医生具备高度的责任心和敬业精神，这是医学领域中不可或缺的一部分。医生作为医学科研的主体，其职业精神不仅关乎患者的生命健康，也影响着医学事业的进步。一是，高度的责任心是医生在科研中不可或缺的品质。在医学科研中，医生需要承担起探索未知、创新治疗方法的重任。这种探索和创新，需要医生具备严谨的科学态度和扎实的专业知识，同时还需要他们具备敢于面对挑战、勇于承担责任的勇气。只有具备了高度的责任心，医生才能在科研过程中保持高度的警觉性和敏锐性，确保科研工作的准确性和可靠性。二是，敬业精神是医生在科研中必不可少的品质。医学领域的研究工作往往需要长时间的积累和实践，医生需要具备持之以恒、精益求精的工作态度。只有具备了敬业精神，医生才能在科研过程中保持耐心和毅力，不断追求卓越和创新，为患者带来更好的治疗效果。三是，职业精神还有助于医生在职业生涯中始终保持高尚的道德品质。医学领域的研究工作不仅涉及患者的生命健康，也涉及社会的公共利益。医生作为医学研究的主体，其行为举止不仅关乎个人形象和声誉，也关乎医学事业的形象和声誉。因此，具备职业精神的医生会始终坚守职业道德和操守，以患者的利益为出发点和落脚点，为社会公共利益服务。具备职业精神的医生，不仅能够在科研工作中取得更好的成果，也能够为患者带来更好的治疗效果，同时还有助于医学事业的进步和发展。因此，应该加强医生的职业精神培养，提高医生的职业道德水平和专业素养，进一步推动医学事业的发展。

（三）创新能力在医学人文教育中的作用

创新能力是医学发展的重要驱动力。通过创新，医生可以发现新的治疗手段，提高治疗效果。同时，创新还能推动医疗技术的进步，为患者提供更好的医疗服务。首先，创新能够促进医学研究的进步。医学领域的研究，需要不断地探索新的思路和方法，而创新正是推动这种探索的重要力量。通过创新，医学研究者可以发现新的药物、新的手术方法，为治疗各种疾病提供更多的选择。同时，创新还能推动医学基础研究的发展，为医学领域的未来发展奠定坚实的基础。其次，创新能够提高治疗效果。在医学领域中，许多疾病的治疗方法已经进入了瓶颈期，治疗效果难以得到进一步提高。而通过创新，医生们可以尝试新的治疗手段，从而找到更加有效的治疗方法。例如，近年来，免疫治疗、基因治疗等新型治疗方法的出现，为许多难以治愈的疾病提供了新的希望，这也是创新在医学领域中的重要体现。最后，创新还能推动医疗技术的进步。随着科技的不断发展，医疗技术也在不断地更新换代，而创新正是推动这种更新换代的重要力量。通过创新，医生们可以不断地尝试新的技术、新的设备，从而为患者提供更好的医疗服务。例如，远程医疗、智能医疗等新型医疗技术的出现，为患者提供了更加便捷、高效的医疗服务，这也是创新在医疗领域中的重要应用。因此，在医学人文教育工作中，也应该重视医学领域的创新发展，鼓励医生们不断探索、尝试新的思路和方法，促进人类健康事业的协调发展。

创新思维是医生必备的素质之一。在医学人文教育中，通过培养医生的创新思维，可以使医生具备敏锐的洞察力和判断力，从而更好地应对临床工作中的挑战。创新思维还能够帮助医生在临床工作中，不断探索新的治疗方法、诊断思路和护理模式，以更好地满足患者的需求。这种创新思维不仅有助于医生的专业成长，还能够提升医疗质量，为患者提供更好的医疗服务。

创新能力的培养有助于提升医生的综合素质。医生在具备创新思维的同时，还需要具备扎实的医学知识和人文素养。因此，通过培养医生的创新能力，可以全面提升医生的综合素质。医生作为医疗领域的专业人才，不仅需要具备扎实的医学知识和技能，还需要具备创新思维和解决问题的能力。通过培养医生的创新能力，可以提高人员对于新问题的敏锐度和解决能力，从而更好地应对临床实践中遇到的各种挑战。同时，创新能力的培养，也有助于医生更好地与患者沟通。医生需要具备人文素养，能够理解患者的需求和情感，从而提供更加人性化的医疗服务。通过培养医生的创新能力，可以增强人员的人文关怀意识，提高与患者的沟通效果，从而更好地满足患者的需求。因此，应该重视医生创新能力的培养，通过各种途径和方法来提高医生的综合素质，为患者提供更加优质、高效的医疗服务。

科研在医学人文教育中具有举足轻重的作用，而创新能力则是推动医学发展的重要驱动力。医学人文教育不仅仅是教授医学知识，更是培养医生的高尚道德品质、深厚人文素养和卓越职业精神的过程。在这个过程中，科研起到了关键的作用。通过科研，医生们可以深入探究疾病的本质，探索新的治疗方法，为患者提供更好的医疗服务。同时，创新能力也是推动医学发展的重要驱动力。在医学领域，创新意味着不断探索新的治疗方法、技术手段和药物研发。只有不断创新，才能不断推动医学的发展，提高医疗水平，为患者带来更好的治疗效果。通过设置相关课程、开展实践活动、鼓励学生参与科研项目等方式，可以培养学生的创新思维和科研能力。通过加强科研和创新能力的研究与应用，深入探究疾病的本质、探索新的治疗方法和技术手段，可以为临床治疗提供更多的选择，增强临床治疗的效果。同时，医学人文教育工作者也应该注重将科研成果转化为实际应用，推动医疗技术的不断进步和创新发展，以培养出更多具备高尚道德品质、深厚人文素养和卓越职业精神的优秀医生，推动医疗技术的不断进步和创新发展。

（四）如何在医学人文教育中强化科研与创新的应用

在医学人文教育中，可以引入科研方法的教学，如观察法、实验法、调查法等，让学生了解科研的基本方法和流程，培养完善的科研思维。观察法是医学人文教育中一种基本的研究方法。通过观察，学生可以了解疾病的临床表现、发展过程以及治疗效果等。例如，在临床实践中，医生通过观察患者的病情变化和治疗效果，不断调整治疗方案，以达到最佳的治疗效果。实验法是医学人文教育中另一种重要的研究方法。通过实验，学生可以了解药物的疗效、不良反应以及治疗中的安全性等。例如，在药物研发过程中，研究人员通过实验验证药物的疗效和安全性，为临床治疗提供科学依据。调查法也是医学人文教育中常用的一种研究方法。通过调查，学生可以了解患者的疾病认知、治疗态度以及生活质量等。例如，在公共卫生领域，研究人员通过调查了解公众对健康问题的认知和态度，为制定公共卫生政策提供科学依据。在医学人文教育中引入科研方法的教学，不仅可以帮助学生了解科研的基本方法和流程，还可以培养他们完整的科研思维。科研思维是一种科学的思维方式，它强调以事实为依据，以科学的方法为基础，通过严谨的推理和实证研究得出结论。这种思维方式对于医学领域的发展和进步具有重要意义。而且，这对于提高医学领域的研究水平和治疗效果很有帮助。

通过解析各类科研案例，可以让学生了解科研的过程、方法和成果，激发他们对科研的热情和兴趣。科研是推动人类社会进步的重要力量，而科研案例则是展现科研价值和成果的生动素材。通过解析各类科研案例，不仅可以让学生了解科研的过程、方法和成果，更能激发他们对科研的热情和兴趣。首先，科研案例是科研人员在实践中积累的宝贵经验。通过解析这些案例，学生可以了解到科研的整个过程，包括确定研究方向、提出假设、设计实验、分析数据、得出结论等；同时，还可以了解到科研中可能遇到的问题和挑战，以及解决这些问题的方法。其次，科研案例中蕴含了丰富的科研方法。通过对这些方法的解析和学习，学生可以掌握科学的研究方法和技巧，提高自己的研究能力；同时，还可以了解到不同领域的研究方法和思路，为自己的科研之路打下坚实的基础。再次，科研案例中往往包含了科研人员的辛勤付出和取得的丰硕成果。通过感受这些成果，学生可以了解到科研的价值和意义，从而激发对科研的热情和兴趣；同时，还可以了解到科研对人类社会的贡献和影响，为自己的科研之路树立更高的目标。最后，解析科研案例不仅是一种学习方式，更是一种培养创新精神的方式。通过了解不同领域的科研案例和研究思路，学生可以拓宽自己的研究视野，激发自己的创新思维。同时，还可以了解到不同领域的研究方法和思路，为自己的创新研究提供更多的灵感和思路。

强化科研与创新在医学人文教育中的应用，有助于提高学生的科研能力和创新精神，为培养高素质的医学人才打下坚实的基础。同时，也有助于推动医学事业的持续发展。因此，需要在医学人文教育中加强科研与创新的教学和实践，为培养出更多优秀的医学人才做出努力。

第二节　科研方向与选题策略

在医学人文教育中，科研方向与选题的作用非常重要。首先，科研方向与选题是医学人文教育的重要组成部分。医学人文教育旨在培养医学生的医学人文素养，包括医学伦理、医学法律、医学社会学等方面的知识。而科研方向与选题则是医学生将理论知识应用于实践的重要途径。通过选择适合自己的科研方向和题目，医学生可以在实践中培养自己的医学人文素养。其次，科研方向与选题有助于医学生深入了解医学领域的前沿动态。医学生在选择科研方向和题目时，需要了解该领域的最新研究成果和趋势，这有助于及时掌握医学领域的前沿动态，并为未来的医学实践和研究打下坚实的基础。再次，科研方向与选题，还有助于医学生提高独立思考能力和创新意识。在选择科研方向和题目时，医学生需要独立思考、分析问题并提出解决方案，这有助于培养人员的创新意识和独立思考能力。最后，科研方向与选题还有助于医学生增强职业素养和责任感。医学生在选择科研方向和题目时，需要考虑社会需求和患者利益，这有助于培养职业素养和责任感，以便为未来的医学实践和研究做准备。

（一）科研方向

医学人文教育中的科研方向，主要关注医学领域中的人文问题。医学伦理学主要研究医学实践中的伦理问题，如患者权益、医疗决策、医患关系等，旨在提高医务人员的伦理素质，促进医疗公正和患者福祉；医学心理学主要研究医学领域中的心理学问题，如心理疾病、心理干预、心理治疗等，旨在提高医务人员的心理学素养，促进患者心理健康和疾病康复；医学社会学主要研究医学领域中的社会问题，如医疗制度、医患关系、医疗资源分配等，旨在提高医务人员的社会学素养，促进医疗公正和医疗资源优化配置；医学文化学主要研究医学领域中的文化问题，如医学文化传承、医学文化交流、医学文化创新等，旨在提高医务人员的文化素养，促进医学文化的传承和发展。这些科研方向，旨在通过人文社会科学的研究方法，探讨医学领域中的各种人文问题，提高医务人员的综合素质，促进医学人文教育的发展。同时，这些科研方向，也为医学人文教育提供了丰富的学术资源和研究成果，为培养具备人文素养的医学人才提供了有力支持。

首先，医学人文科研的重要性在于其关注社会热点问题，例如医疗改革、医患关系、医疗伦理等。通过对这些问题的深入研究，可以引导医学生更加关注社会现实，培养他们的社会责任感和使命感。例如，在医疗改革方面，医学人文科研可以帮助工作者了解医疗改革的背景、目的和意义，分析医疗改革中存在的问题和挑战，提出相应的解决方案和建议。这样的研究，不仅可以促进医疗改革的深入推进，还可以提高医学生对医疗改革的认识和理解，增强人员的改革意识和参与度。在医患关系方面，医学人文科研可以探讨医患关系的现状、问题及改善措施。通过了解患者的需求和医生的压力，可以提出更加人性化的服务模式和更加合理的医疗制度，以缓解医患矛盾，提高医疗服务的质量和效率。在医疗伦理方面，医学人文科研可以探讨医疗伦理的基本原则、规范，分析医学人文科研在实践中的具体应用。通过对医疗伦理的研究，可以引导医学生树立正确的伦理观念，遵守医疗伦理规范，提高职业道德水平。因此，医学人文科研在关注社会热点问题的同时，可以培养医学生的社会责任感和使命感，提高人员的改革意识和参与度，改善医患关系，提高医疗服务的质量和效率，树立正确的伦理观念和职业道德水平。

其次，要结合医学实践。医学人文科研是一个至关重要的领域，主要结合了医学实践与人文研究，通过深入研究和理解医疗实践中的人文关怀、医患沟通、医疗伦理等方面，可以提升医学生的医学人文素养，进而提高医疗服务质量，创建更加人性化的、和谐的医疗环境。在具体的医学人文科研工作中，不仅需要关注疾病的治疗，更要关注心理、社会和伦理问题。在医疗实践中，医生不仅要具备专业的医学知识，还需要具备良好的沟通能力、同理心和伦理观念。通过医学人文科研，医生可以更好地理解患者的需求和感受，为患者提供更加全面、人性化的医疗服务。从人文关怀的角度分析,在医疗实践中,医生需要关注患者的心理需求,给予患者关心和安慰。医学人文科研可以为医生提供更加具体的指导,使医生能够更好地关心患者,缓解患者的焦虑和恐惧。从医患沟通的角度分析,良好的医患沟通是提高医疗服务质量的关键。通过医学人文科研,可以研究医患沟通的技巧和方法,帮助医生更好地与患者沟通。医生需要尊重患者,耐心倾听患者的主诉,并给予适当的回应和建议。同时,医生还需要注意自己的言辞和态度,避免使用过于专业或生硬的词汇,使患者能够理解和信任医生。从医疗伦理的角度分析,医疗伦理是医学实践中的重要原则,主要涉及患者的权益,关系到医生的职业道德问题。通过医学人文科研,可以探讨医疗伦理的基本原则和实践方法,为医生提供更加具体的指导。医生需要遵守医疗伦理规范,尊重患者的知情权和自主权,避免过度治疗或误导患者。同时,医生还需要注意保护患者的隐私和个人信息,确保患者的权益得到充分保障。

最后,要注重跨学科合作。医学人文科研应积极开展跨学科合作,与社会学、心理学、哲学等学科进行交叉研究。通过跨学科合作,可以拓宽研究视野,丰富研究思路,提高研究水平。跨学科合作可以促进医学人文科研的多样性。医学人文科研的研究对象是人的身体和心理健康,涉及人的生理、心理、社会等多个方面。通过与不同学科的合作,可以引入不同的研究方法和视角,从而更全面地了解人的身体和心理健康。跨学科合作还可以促进医学人文科研的创新性。不同学科的知识和方法可以相互补充,从而产生新的研究思路和方法。例如,医学和社会学的合作可以研究疾病的社会影响和预防措施,医学和心理学的合作可以研究患者的心理状态和治疗方法。此外,跨学科合作还可以提高医学人文科研的实用性。医学人文科研的研究成果可以为医疗实践提供指导,为政策制定提供参考。通过与不同学科的合作,可以将研究成果应用到更广泛的领域中,从而提高研究成果的实用性和影响力。为了促进医学人文科研的跨学科合作,需要采取以下措施。第一,加强不同学科之间的交流和合作。可以通过举办学术会议、研讨会等活动,促进不同学科之间的交流和合作。同时,可以建立跨学科的研究团队,吸引不同学科的专家共同参与研究。第二,加强跨学科的研究培训和教育。可以通过开设跨学科的研究课程、培训项目等，提高研究者的跨学科素养和研究能力。第三，加强跨学科研究的资金支持。政府和企业可以加大对跨学科研究的资金支持力度，鼓励不同学科之间的合作和创新。跨学科合作是医学人文科研发展的重要方向。通过加强不同学科之间的交流和合作、加强跨学科的研究培训和教育、提供跨学科研究的资金支持等措施，可以促进医学人文科研的跨学科合作和良好发展。

（二）选题策略

首先，在选题时，可以选择一个小切口，进行深入挖掘。例如，可以选择一个具体的医疗案例，分析其中的人文关怀、医患沟通等方面的问题，从而得出有价值的结论。这样的选题不仅具有针对性，还能够使人更加深入地了解医疗领域的各个方面，为未来的研究打下坚实的基础。在深入挖掘的过程中，可以运用各种研究方法，如文献综述、实地调查、访谈等，来收集和分析相关数据和信息。同时，还需要注重数据的可靠性和有效性，确保研究结果具有较高的可信度和可重复性。通过这样的选题和深入研究，还可以得出有价值的结论，为医疗领域的改进和发展提供有力的支持。同时，这样的研究也能够提高对医疗领域的认识和理解，为未来的研究和应用提供更多的思路和方向。

例如，随着医疗技术的不断进步，医疗领域中人文关怀越来越重要。人文关怀是指在医疗过程中关注患者的心理、情感和社会需求，以患者为中心，提供全面的医疗服务。因此，某研究旨在通过深入挖掘一个具体的医疗案例，分析其中的人文关怀、医患沟通等方面的问题，为医疗领域的改进和发展提供有力的支持。研究方法主要包括三种，分别是：文献综述法，具体是指通过收集国内外关于医疗人文关怀的相关文献，了解其研究现状和发展趋势；实地调查法，是指通过对医院进行实地调查，了解医院在人文关怀方面的实践和存在的问题；访谈法，是指通过对患者和医护人员进行访谈，了解他们在医疗过程中的体验和感受。

研究结果也包含三个组成部分。一是国内外关于医疗人文关怀的研究，主要集中在理论探讨和实践经验方面，但缺乏具体的个案研究。二是医院在人文关怀方面存在一些问题，如缺乏对患者心理和情感的关注、医患沟通不畅等。三是患者和医护人员普遍认为，医院在人文关怀方面需要加强，特别是在医患沟通方面。

通过深入挖掘一个具体的医疗案例，可以发现医院在人文关怀方面存在一些问题，需要进行改进和发展。对此，医院应该加强对患者心理和情感的关注，提高医患沟通水平，建立以患者为中心的医疗服务体系。同时，医护人员也应该注重自身的人文素养提升，为患者提供更加全面、人性化的医疗服务。未来，可以进一步深入研究医疗人文关怀的具体实践，分析并探讨效果评价等方面的问题，为医疗领域的改进和发展提供更多的思路和方向。同时，也可以借鉴其他领域的成功经验和方法，探索更加有效的医疗人文关怀实践模式和服务体系。

其次，在选题时，应关注个体差异，研究不同人群在医疗实践中的需求和问题。例如，可以研究不同年龄段、不同性别、不同职业人群在医疗实践中的需求和问题，从而为医疗服务的改进提供参考。年龄段可以细分为儿童、青少年、成年人、老年人等，每个年龄段的人群都有其特定的医疗需求和问题。除了年龄段，性别也是一个重要的考虑因素。男性和女性在医疗实践中的需求和问题也可能存在较大的差异性，因此，针对不同性别的人群进行研究也是非常有意义的。这有助于工作者更好地理解患者的需求，提供更加贴心、个性化的医疗服务。此外，职业也是影响医疗实践需求和问题的一个因素。不同职业的人群可能面临不同的健康问题和挑战，例如，从事特定职业的人群可能更容易患上某种疾病或面临某种健康风险。因此，针对不同职业人群的医疗实践需求和问题，需要进行更加深入的研究，为制定更有针对性的健康政策、提供更有效的医疗服务提供参考。通过关注个体差异并研究不同人群在医疗实践中的需求和问题，可以为医疗服务的改进提供更加全面、深入的参考。这将有助于提高医疗服务的针对性和有效性，更好地满足不同人群的健康需求。

例如，随着医疗技术的不断发展和进步，医疗服务已经越来越普及和多样化。然而，不同人群在医疗实践中的需求和问题却不尽相同。为了更好地满足不同人群的医疗需求，提高医疗服务质量，某医疗团队进行了如下相关研究。研究方法主要分为三种，分别是文献综述法、问卷调查法、数据分析法。首先，查阅了关于不同人群在医疗实践中需求和问题的大量文献，包括对不同年龄、性别、职业的人群的研究。其次，设计了一份问卷，针对不同年龄段、不同性别、不同职业人群进行了调查,了解他们在医疗实践中的需求和问题。最后,对问卷调查的数据进行了分析,包括描述性统计、卡方检验、回归分析等。

研究结果显示,从年龄差异、性别差异、职业差异这三方面来看,不同人群的医疗需求存在明显的区别。不同年龄段人群在医疗实践中的需求和问题存在明显差异,例如,老年人更关注慢性疾病的预防和治疗,而年轻人更关注健康体检和心理健康。因此,针对不同年龄段人群,医疗服务应该有所区别。不同性别人群在医疗实践中的需求和问题也存在差异。例如,女性更关注妇科疾病和乳腺疾病的筛查和治疗,而男性更关注前列腺疾病和男性健康的维护。因此,针对不同性别人群,医疗服务也应该有所区别。不同职业人群在医疗实践中的需求和问题也存在差异。因此,针对不同职业人群,医疗服务也应该有所区别。

本研究发现不同人群在医疗实践中的需求和问题存在差异,这为医疗服务的改进提供了参考。为了更好地满足不同人群的医疗需求,提高医疗服务质量,应该广泛关注个体差异,针对不同人群的特点为其制定并提供个性化的医疗服务。同时,也应该加强关于医疗服务的宣传和教育,提高公众对医疗服务的认知和理解。

最后,在选题时,应着眼未来发展,研究未来医疗实践中可能出现的人文问题。例如,可以研究人工智能在医疗实践中的应用及其对医患关系、医疗伦理等方面的影响,为未来医疗实践的发展提供借鉴。例如,随着人工智能技术的不断发展,它在医疗实践中的应用也将越来越广泛,这将对医患关系、医疗伦理等方面产生深远的影响。在研究过程中,需要深入了解人工智能技术的原理和应用场景,分析其对医患关系、医疗伦理等方面的具体影响,并探讨如何应对这些影响。可以通过调查和分析医患双方对人工智能应用的认知和态度,了解它可能带来的风险和挑战,并提出应对策略。此外,还可以从其他相关领域获取灵感和借鉴,例如社会学、心理学、法学等。这些领域的研究成果可以帮助工作者更好地理解人工智能在医疗实践中的应用,从而为相关研究工作提供更全面的视角。因此,选题时需要具有前瞻性和远见卓识,关注未来医疗实践的发展趋势,研究未来可能出现的人文问题。同时,需要深入了解相关领域的研究成果和实践经验，为相关研究提供更全面的视角和思路。

以研究人工智能在医疗实践中的人文问题为例，目前随着科技的飞速发展，人工智能技术在医疗领域的应用日益广泛。人工智能可以帮助医生进行疾病诊断、手术、药物研发等，极大地提高了医疗效率和质量。然而，人工智能的普及和应用，也带来了一系列人文问题，如医患关系的转变、医疗伦理的挑战等。某大型综合医院在引入人工智能辅助诊断系统后，医生们发现人工智能在某些情况下会做出与人类医生不同的诊断。例如，对于一些复杂病例，人工智能可能会提出一些医生未曾考虑的诊断思路。这使医生在面对人工智能诊断结果时，产生了对自身专业能力的质疑和焦虑。

在对相关问题进行分析时，可从两个方面进行思考。一是医患关系的变化。人工智能的介入，也改变了传统的医患关系。患者可能更加信任人工智能的诊断结果，对医生的信任度有所下降。同时，医生在面对人工智能的挑战时，也可能产生职业危机感。二是医疗伦理的挑战问题。人工智能的诊断，从某种程度上可能涉及隐私泄露、误诊等问题。如何在保证人工智能诊断准确性的同时，合理保护患者的隐私和权益，也是一个亟待解决的重要问题。

为了合理解决上述问题，首先，要加强医生与人工智能的合作。医生应充分了解人工智能的工作原理和局限性，与人工智能形成互补，提高诊断的准确性。同时，医院应组织医生进行人工智能的相关培训，提高医生对人工智能技术的认知和使用能力。其次，政府和医疗机构应建立完善的监管机制，确保人工智能在医疗实践中的合法、合规使用。同时，应加强患者权益保护，确保患者在使用人工智能服务时，能够充分了解相关风险。最后，要推动人文教育与科技教育的融合。在培养医生的过程中，应注重人文教育与科技教育的融合，提高医生的综合素质和职业素养。同时，应加强医患沟通技巧的培养，帮助医生更好地与患者沟通，建立良好的医患关系。未来，人工智能在医疗实践中的应用，可以为医疗领域带来诸多便利和挑战。在面对这些挑战时，应着眼于未来发展，研究未来医疗实践中可能出现的人文问题。通过加强医生与人工智能的合作，建立完善的伦理监管机制，推动人文教育与科技教育的融合，可以更好地应对人工智能带来的挑战，为未来医疗实践的发展提供借鉴。

对于医学人文教育来说，科研方向与选题策略是至关重要的环节。在科研方向上，应关注社会热点问题，结合医学实践，积极开展跨学科合作；在选题策略上，应选择小切口进行深入挖掘，关注个体差异，着眼未来发展。通过这些措施，可以提升医学生的医学人文素养和人文精神，提高医疗服务质量，推动医学人文教育的发展。

第三节　科研成果的评价与应用

在医学领域中，医学人文教育是非常重要的组成内容。通过对相关文献进行综述，可以分析并总结科研成果在医学人文教育中的应用。根据相应的评价方法，可以得出科研成果的评价应注重其科学性、创新性、实用性和社会影响等结论。同时，科研成果的应用需要与医学人文教育的目标相结合，以提高医学生的综合素质和医学人文素养。

（一）科研成果在医学人文教育中的应用

一是课堂教学方面。在医学人文教育中，课堂教学是主要的教学方式之一。教师可以通过课堂教学的方式，向医学生传授相关知识和技能。这种教学方式对于培养医学生的科研素养和临床技能，都具有极其重要的意义。首先，课堂教学是传授科研成果相关知识和技能的重要途径。在医学领域，科研成果不断涌现，新的技术和方法也不断更新换代。通过课堂教学，教师可以及时向学生介绍最新的研究成果和技术进展，让学生了解相关领域的最新动态和前沿知识。同时，教师还可以通过讲解、演示等方式，让学生掌握相关技能和方法，为日后的临床实践打下坚实的基础。其次，课堂教学可以让学生了解科研成果在临床实践中的应用和价值。医学人文教育不仅仅是理论知识的传授，更重要的是让学生了解医学实践中的问题和挑战，以及如何运用所学知识解决这些问题。通过案例分析、讨论等方式，教师可以让学生了解科研成果在临床实践中的应用和价值，让学生更好地理解医学实践中的复杂性和多样性。最后，课堂教学还可以培养学生的科研素养和创新能力。在医学领域，科研素养和创新能力是医学生必备的素质之一。通过课堂教学，教师可以引导学生了解科研的基本方法和思路，让学生掌握开展科研工作、分析和解决问题等基本技能。

同时，教师还可以鼓励学生提出自己的想法和建议，培养学生的创新思维和创新能力。因此，应该重视课堂教学在医学人文教育中的作用，不断完善课堂教学的内容和方法，提高教学质量和效果。

二是实践活动方面。实践活动在医学人文教育中同样占据着举足轻重的地位。医学人文教育不仅仅是理论知识的传授，更重要的是实践能力的培养。通过实践活动，医学生可以深入了解医疗行业的实际情况和问题，从而更好地掌握医疗技能，提高解决实际问题的能力和综合素质。在实践活动中，教师可以引导学生参与科研项目的研究和实验过程。这不仅可以让学生了解科研工作的基本流程和方法，还可以培养学生的科研思维和实践能力。通过实践活动的开展，学生可以更加深入地了解医学领域的前沿动态和最新研究成果，从而更好地掌握医学知识和技能。此外，实践活动还可以帮助学生更好地了解医疗行业的实际情况和问题。在实践活动中，学生可以亲身感受到医疗工作的艰辛和不易，从而更加珍惜生命，更加热爱医学事业。同时，实践活动还可以帮助学生更好地掌握医疗技能和沟通技巧，提高他们与患者沟通的能力和水平。因此，实践活动也是医学人文教育中不可或缺的内容。通过实践活动的开展，可以更好地培养学生的医学人文素质和实践能力，让他们为医学事业的发展做出更大的贡献。

三是学术交流方面。学术交流是医学人文教育中的重要环节之一，也是医学教育过程中的一项重要活动，旨在促进医学生、教师以及专家之间的互动和交流，提升医学领域的研究水平和教学质量。学术交流为医学生提供了一个了解最新研究成果和动态的平台。在医学领域，新的研究成果和治疗方法不断涌现，通过学术交流，医学生可以及时了解这些进展，为自己的学习和研究提供有力的支持。同时，学术交流也有助于拓宽学生的视野，让相关人员了解不同领域的研究成果和思路，从而更好地掌握跨学科的知识和技能。在学术交流中，教师发挥着重要的作用。他们可以组织学生参加各种学术会议、研讨会等活动，让学生亲身感受学术氛围，了解不同领域的研究成果和思路。此外，教师还可以通过这些活动培养学生的学术交流能力和合作精神。学术交流能力包括口头表达、论文写作、报告演示等方面的能力，而合作精神则要求学生能够积极参与团队研究，与他人协作完成任务。除了以上提到的方面，学术交流还有助于提高医学生的综合素质。在学术交流中,学生需要具备一定的批判性思维、创新能力和解决问题的能力。通过参与学术活动,学生可以锻炼自己的这些能力,为未来的医学研究和临床工作做好准备。因此,应该重视学术交流在医学教育中的作用,为学生提供更多的学术交流机会和平台。

(二)科研成果的评价方法

一是科学性评价。科学性评价是评价科研成果的重要指标之一,主要关注科研成果的研究方法,以及数据来源是否严谨、可靠,是否符合科学原则和规范。在医学人文教育中,科学性评价同样具有重要意义。首先,科学性评价可以帮助教师和学生了解研究成果的真实性和可靠性。医学人文研究往往涉及人的生命、健康和伦理问题,因此其研究成果的真实性和可靠性至关重要。通过科学性评价,可以对研究成果进行严格的审查和评估,确保其真实性和可靠性,从而为后续的应用和推广提供有力支持。其次,科学性评价还可以促进医学人文研究的规范化和标准化。在医学人文研究中,不同的研究方法和数据来源可能会导致不同的结果和结论。通过科学性评价,可以制定统一的标准和规范,确保研究方法和数据来源的严谨性和可靠性,从而促进医学人文研究的规范化和标准化。最后,科学性评价还可以提高医学人文研究的质量和水平。在医学人文研究中,一些研究方法和数据来源也可能存在缺陷或不足,导致研究结果不准确或不可靠。通过科学性评价,可以及时发现这些缺陷或不足并进行及时的弥补,从而提高医学人文研究的质量和水平。因此,通过科学性评价,可以确保医学人文研究成果的真实性,促进医学人文研究的规范化,提高医学人文研究的整体质量。通过加强对医学人文研究成果的科学性评价,可以为其后续的应用和推广提供有力支持。

二是创新性评价。创新性评价是科研成果评价中不可或缺的重要指标。创新性评价不仅关注科研成果是否具有新颖性和独特性,还关注其是否能够为相关领域的发展提供新的思路和方法。在医学人文教育中,创新性评价同样具有重要意义。通过创新性评价,教师可以引导学生关注医学领域的前沿动态,了解最新的研究成果和趋势,从而提高学生的学术素养和创新能力。同时,创新性评价还可以帮助学生明确自己的研究方向和目标,为未来的学术研究和职业发展打下坚实的基础。因此，在医学人文教育中，创新性评价是促进学生学术成长和发展的重要手段。如今，在医学人文教育中，随着医学领域日新月异的发展，创新性评价的作用也会更加突出。同时，创新性评价还可以帮助学生培养创新思维和创新能力。学生需要具备独立思考、发现问题、解决问题的能力，而创新性评价正是这些能力的重要培养途径。通过引导学生进行独立思考和自主探究，创新性评价可以帮助学生形成自己的学术观点和研究思路，从而提高学生的学术素养和创新能力。此外，学生还需要选择自己的研究领域和方向。创新性评价可以帮助学生了解不同领域的研究现状和发展趋势，从而更好地确定自己的研究方向和目标，这对于学生未来的学术研究和职业发展都具有重要的意义。所以，创新性评价也是促进学生学术成长和发展的重要手段，更是推动医学领域发展的重要动力。

　　三是实用性评价。实用性评价也是科研成果评价的重要指标之一，主要关注科研成果是否具有实际应用价值和可操作性，是否能够为医疗行业的发展和改进提供实际帮助。在医学人文教育中，实用性评价同样具有重要意义。首先，实用性评价可以帮助教师和学生了解研究成果的实际应用前景和社会效益。在医学领域，研究成果的实用性是非常重要的，因为医学研究的目的是提高人们的健康水平和生命质量。通过实用性评价，教师可以引导学生关注研究成果的实际应用价值，从而更好地理解医学研究的本质和意义。其次，实用性评价可以为学生的职业发展和社会服务提供有力支持。在医学人文教育中，学生不仅需要掌握医学知识，还需要了解医疗行业的实际情况和需求。通过实用性评价，学生可以了解医疗行业的发展趋势和实际需求，从而更好地规划自己的职业发展方向。再次，学生还可以通过参与实用性评价，积累实践经验，提高自己的综合素质和竞争力。最后，实用性评价还可以促进医学人文教育与医疗行业的紧密结合。医学人文教育与医疗行业是相互依存、相互促进的关系。通过实用性评价，医学人文教育可以更好地了解医疗行业的实际需求和问题，从而为医疗行业的发展提供更加精准的支持和服务。同时，医疗行业也可以通过实用性评价，了解医学人文教育的成果和不足，从而为医学人文教育的发展提供更加具体的建议和指导。因此，实用性评价在医学人文教育中同样具有重要的研究意义。通过充分重视实用性评价的作用，加强评价体系建设，提高评价水平，可以促进医学人文教育与医疗行业的紧密结合，从而推动二者的协调与共同发展。

四是社会影响评价。社会影响评价是科研成果评价的重要指标之一，不仅关注科研成果的创新性和科学性，更关注科研成果的社会影响力和公众认可度。社会影响评价能够评估科研成果是否能为社会发展和进步做出贡献，是否能够改善人民的生活质量，是否能够促进社会公平和正义。在医学人文教育中，社会影响评价同样具有重要意义。通过社会影响评价，教师可以引导学生了解研究成果的社会价值和影响力，培养学生的社会责任感和职业道德。同时，社会影响评价也可以为医学人文教育提供有力的支持和指导，帮助教师和学生更好地理解和应用医学人文知识，提高医学人文教育的质量和效果。因此，应该重视社会影响评价在科研成果评价中的作用，同时也应该将其纳入医学人文教育的重要内容，以培养出具有社会责任感和职业道德的医学人才。

（三）应用案例分析

医学人文教育是培养医学生人文素养、提高医患沟通能力的重要途径。在确定科研方向和选题的过程中，医学人文教育可以为医学生提供新的视角和方法，帮助相关人员在研究中更加关注人的因素，进而提高研究工作的质量和水平。

案例一：基于医学人文关怀的社区健康研究

某医学生在社区健康研究中，以医学人文关怀为指导，关注社区居民的健康需求和健康问题。该学生通过问卷调查、访谈等方式收集数据，对社区居民的健康状况进行评估，并针对存在的问题提出相应的干预措施。该研究不仅提高了社区居民的健康水平，也增强了医学生的医学人文素养。

案例二：基于医学人文关怀的医疗纠纷研究

某医学生在医疗纠纷研究中，以医学人文关怀为指导，关注医患双方的权益和情感需求。该学生通过深入调查医疗纠纷事件，了解医患双方的诉求和心理状态，分析医疗纠纷产生的原因和影响，并提出相应的解决方案。该研究不仅有助于减少医疗纠纷的发生，也增强了医患双方的沟通和信任。

从应用价值的角度分析，该选题可以提高医学生的科研能力，促进医患关系的和谐发展，推动医学研究的创新。首先，医学人文教育可以帮助医学生更好地理解人的需求和情感，提高工作者在科研中的洞察力和分析能力。其次，医学人文教育强调关注人的因素，帮助医学生更好地理解患者和家属的需求和情感，提高医患沟通的效果和质量。最后，医学人文教育可以为医学研究提供新的视角和方法，促进医学研究的创新和发展。以医学人文关怀为指导，关注人的需求和情感，可以帮助医学生在科研中更好地理解和解决人的问题，从而提高研究的质量和水平；同时，也有助于促进医患关系的和谐发展，推动医学研究的创新。因此，应该加强医学人文教育在科研方向和选题中的应用，提高医学生的科研能力和人文素养。

第八章　医学人文教育质量保障体系

第一节　质量保障体系的构建原则

（一）质量保障体系的重要性

在医学人文教育中，质量保障体系是非常重要的组成部分。首先，质量保障体系是医学人文教育的重要内容，能够确保教育机构在课程设计、教学实施、教学资源、师资队伍等方面，都可以达到一定的标准，从而保证教育质量。其次，通过质量保障体系的建立和运行，医学人文教育机构可以不断完善教育体系，提高教育水平；同时，还可以促进教育机构之间的交流和合作，共同提高医学人文教育的整体水平。再次，医学人文教育的质量保障体系不仅关注学生的知识掌握情况，还注重学生的综合素质培养。通过质量保障体系，可以提高学生的医学人文素质，增强学生的社会责任感和职业道德意识。最后，随着医学技术的不断发展，人们对健康需求的程度不断提高，医学人文教育的重要性也越来越突出。通过建立和完善质量保障体系，可以推动医学人文教育的进一步发展，为培养更多优秀的医学人才做出贡献。

（二）质量保障体系的构建原则

在医学人文教育中，质量保障体系的构建原则包括多个方面，旨在培养医学生的人文素养和职业精神。质量保障体系是确保医学人文教育质量的关键因素，对于提高医学教育水平具有重要意义。本节对医学人文教育中质量保障体系的构建原则进行分析。

一是明确教育目标。首先，明确医学人文教育的目标至关重要。这一目标不仅仅是培养具备医学知识的医学生，更是培养具有人文素养和职业精神的全面人才。人文素养包括对人类价值观、伦理道德、文化传统的深入理解，而职业精神则强调责任感、同理心、诚信等品质。为了实现这一目标，制定质量保障体系是关键。这一体系应该紧紧围绕人文素养和职业精神的培养，确保各项措施能够有效促进医学生在这两方面的发展。

在具体实施过程中，可以从几方面入手。在课程设置方面，除了医学专业课程，还应该开设人文社科类课程，如医学伦理学、医学心理学、医学社会学等，以拓宽学生的视野，培养其人文素养；在实践活动方面，组织学生参与医疗实践活动，如社区义诊、医院实习等，让学生在实践中体验医患关系，培养职业精神；在师资力量方面，通过加强教师队伍建设，引进具有丰富医学知识和优秀人文素养的教师，为学生提供良好的学习环境和榜样；在评估机制方面，通过科学合理的评估，对学生的医学知识、人文素养和职业精神进行全面评价，及时发现问题并加以改进。通过以上措施，可以逐步建立起完善的医学人文教育质量保障体系，为培养具有人文素养和职业精神的医学生提供有力保障。

二是完善课程体系。课程体系是医学人文教育的基础，这一点至关重要。为了确保课程设置合理、内容丰富、深度适中，需要进行充分的调研和论证，结合医学专业的特点和实际需求，制定出科学、合理的课程体系。同时，也要注重课程之间的逻辑性和连贯性，使学生能够系统地掌握人文知识，形成良好的人文素养。在课程设置方面，需要注重内容的丰富性和深度。除了基础的人文知识，还要涵盖医学伦理、医学法律、医学社会学等方面的内容，让学生全面了解医学人文的内涵和外延。同时，也要根据学生的实际情况和需求，合理设置课程的难度和深度，确保学生能够理解和掌握。在课程之间的逻辑性和连贯性方面，需要注重课程的内在联系和相互补充。要通过合理的课程安排和教学计划，使学生能够逐步掌握人文知识，形成完整的知识体系。另外，也要注重课程之间的衔接和过渡，避免出现知识断层和重复现象。

三是强化师资力量。优秀的教师是医学人文教育的关键，他们不仅是知识的传授者，更是学生道德品质和人文精神的引领者。因此，建立一支高素质、专业化的教师队伍是至关重要的。首先，提高教师的教学水平和人文素养是必要的。教师应该具备深厚的医学知识和人文素养，能够将医学与人文相结合，传授给学生更加全面、深入的知识。同时，教师应该具备较高的教学能力，能够采用多种教学方法和手段，激发学生的学习兴趣和主动性，提高教学效果。其次，鼓励教师开展科研活动，也是提升医学人文教育水平的重要途径。通过科研活动，教师可以不断探索新的教学理念和方法，将研究成果转化为教学内容，让学生接触到最新的医学知识和技术。同时，科研活动也可以提高教师的学术水平和专业素养，为医学人文教育提供有力支持。最后，加强教师之间的交流和合作，也是提高医学人文教育质量的重要措施。教师应该定期开展教学交流和学术研讨活动，分享教学经验和研究成果，共同探讨医学人文教育的未来发展方向。因此，应该重视教师队伍的建设，提高教师的教学水平和人文素养，鼓励教师开展科研活动，加强教师之间的交流和合作，为医学人文教育提供有力支持。

四是创新教学方法。教学方法直接影响学生的学习效果。通过积极探索和实践新的教学方法，如案例教学、情景模拟、小组讨论等，可以激发学生的学习兴趣和主动性，提高教学效果。教学方法对于学生的学习效果有着至关重要的影响，不同的教学方法可能会产生截然不同的效果，因此，需要不断探索和实践新的教学方法，以适应不同学生的需求和兴趣。比如，案例教学法是一种通过分析真实案例来帮助学生理解和掌握知识的教学方法。这种教学方法可以激发学生的学习兴趣，提高人员分析和解决问题的能力。而情景模拟则是一种通过模拟真实场景帮助学生理解和应用知识的教学方法。这种教学方法可以让学生更好地理解和应用所学知识，以提高实践能力和解决问题的能力。这些新的教学方法可以激发学生的学习兴趣，提高其主动性，进而提升教学效果。因此，应该积极探索和实践这些新的教学方法，以适应不同学生的需求和兴趣，提高整体学习效果。

五是建立评估机制。建立有效的评估机制，是确保医学人文教育质量的重要手段。为了实现这一目标，需要采取一系列措施。首先，定期评估是确保医学人文教育质量的重要手段之一。应该定期对教学计划、课程设置、教学方法等进行评估，以了解它们是否符合教育目标和学生的需求。此外，还需要定期对学生的学习成果进行评估，以了解他们是否掌握了所需的知识和技能。其次，学生反馈是评估教学质量的重要途径之一。应该鼓励学生提供对教学的反馈意见，以便了解教学中存在的问题和不足之处。同时，还应该根据学生的反馈意见，对教学进行合理改进，以提高教学质量。最后，同行评价也是评估教学质量的重要手段之一。同行评价可以确保评估的客观性和公正性，同时也可以促进教师之间的交流和合作。可以邀请同行对教学进行评估，以便了解教学中存在的问题和不足之处，并及时加以改进。

构建医学人文教育的质量保障体系，旨在提高医学教育质量，培养具有人文素养和医学技能的优秀医学人才，以满足社会的需求。例如，某医学院在医学人文教育中，积极探索并构建了质量保障体系。该体系主要包括课程设置、师资队伍、实践教学、质量评估。从课程设置方面，该校将医学人文课程纳入课程体系，包括医学伦理学、医学心理学、医学社会学等，确保学生接受全面的人文教育；从师资队伍方面，该校重视师资队伍建设，引进具有丰富人文背景和医学实践经验的教师，同时鼓励教师参加学术交流和培训，提高教学水平；从实践教学方面，该校加强实践教学环节，通过模拟诊疗、临床见习等方式，让学生在实践中感受人文关怀的重要性，提高人文素养；从质量评估方面，该校建立了一套完善的质量评估机制，通过定期对医学人文教育的教学质量进行评估，及时发现问题并加以改进。

该案例中，医学院通过构建质量保障体系，实现了医学人文教育的系统化、规范化。该校将医学人文课程纳入课程体系，确保学生接受全面的人文教育，有助于培养学生的综合素质；该校重视师资队伍建设，引进具有丰富人文背景和医学实践经验的教师，为教学质量提供了有力保障；该校加强实践教学环节，让学生在实践中感受人文关怀的重要性，提高了学生的实践能力；该校建立了一套完善的质量评估机制，定期对医学人文教育的教学质量进行评估，及时发现问题并加以改进，为教学质量提供了有力保障。

通过对该案例的分析，可以看到医学人文教育中质量保障体系的重要性。为了进一步推进医学人文教育的发展，还需要进一步完善医学人文课程体系，增加交叉学科的课程设置，提高课程的综合性和实用性；同时，加大对教师的培养力度，提高教师的专业素养和教学能力，为教学质量提供有力保障。要通过加强实践教学环节的设计和管理，提高学生的实践能力和人文素养。最后，还要建立更加科学、全面的质量评估机制，对教学质量进行实时监控和评估，及时发现问题并加以改进。医学人文教育中质量保障体系的构建，需要遵循明确教育目标、完善课程体系、强化师资力量、创新教学方法和建立评估机制等原则。只有将这些原则落到实处，才能确保医学人文教育的质量，培养出更多具有人文素养和职业精神的优秀医学生。

第二节　内部质量保障措施

（一）内部质量保障措施的必要性

医学人文教育的内部质量保障措施对于提高医学教育质量、培养高素质医学人才具有重要意义。

首先，医学人文教育在培养医学生的综合素质方面起着至关重要的作用。随着医学技术的飞速发展，人们逐渐认识到，仅仅依靠技术是无法解决所有医学问题的。因此，医学人文教育逐渐受到重视，成为医学教育的重要组成部分。通过加强内部质量保障措施，医学人文教育可以确保医学生接受全面、系统的人文教育。这种教育不仅包括医学伦理、医学法律、医学社会学等方面的知识传授，还包括对医学生的职业精神、人文关怀、沟通技巧等方面的培养。这样的教育有助于提高医学生的人文素养和职业精神，使其更好地适应现代医学发展的需要。此外，医学人文教育还有助于培养医学生的同理心和批判性思维。同理心是指医学生能够设身处地地理解患者，关注患者的情感和需求。而批判性思维则是指医学生能够独立思考，对医学问题进行分析和判断。这些能力对于医学生的未来职业发展具有重要意义。最后，医学人文教育是培养高素质医学人才的基础。一个具备良好人文素养和职业精神的医学生，不仅能够更好地为患者服务，还能够为医学事业做出更大的贡献。

其次，医学人文教育对于医学生的成长和发展，同样具有深远的影响。

通过培养同理心、沟通能力和团队协作精神，医学人文教育能够使医学生在临床实践中更好地与患者沟通，深入理解患者需求，从而提供更加人性化的医疗服务。同理心是医学人文教育中的核心概念之一。通过培养医学生的同理心，能够使他们站在患者的角度思考问题，感受患者的痛苦和需求，从而更加关注患者的身心健康。这种关注不仅有助于建立良好的医患关系，还有利于医生对患者病情的准确诊断和治疗。沟通能力的培养，也是医学人文教育的重要组成部分。医学生需要掌握有效的沟通技巧，以便在临床实践中与患者进行顺畅交流。通过培养医学生的沟通技巧，能够使他们更好地倾听患者的心声，理解患者的需求，从而提供更加个性化的医疗服务。团队协作精神是医学人文教育中的另一个重要方面。在医疗实践中，医生需要与护士、药师、技师等其他医疗专业人员紧密合作，共同为患者提供全面的医疗服务。通过培养医学生的团队协作精神，能够使他们学会与不同专业背景的医疗人员合作，共同为患者提供最佳的医疗方案。这些能力不仅有助于提高医学生的临床技能水平，还能够提升医疗服务质量，为患者提供更加人性化的医疗服务。

通过加强医学人文教育的内部质量保障措施，不仅可以提高医学教育的教学质量，还可以促进医学教育改革的深入发展。这些保障措施包括完善人文教育课程体系、提高教师人文素养、加强实践教学等，可以推动医学教育向人文素质培养的方向发展。首先，完善人文教育课程体系，是加强医学人文教育内部质量保障的重要措施之一。这包括将人文课程纳入医学教育的主干课程，并确保这些课程与医学专业课程相互融合。同时，还需要不断更新和完善人文课程的内容，以适应医学科学的发展和社会的需求。其次，提高教师人文素养，也是加强医学人文教育内部质量保障的重要措施。教师是医学教育的关键因素，他们不仅需要具备深厚的医学专业知识，还需要具备较高的人文素养。因此，加强对教师的培训和教育，可以提高他们的人文素养和教学能力。最后，加强实践教学是加强医学人文教育内部质量保障的重要措施。实践教学是医学教育的重要组成部分，也是提高学生人文素质和实践能力的重要途径。通过开展志愿服务等社会实践活动，让学生在实践中学习和体验人文精神，可以提高他们的人文素质和实践能力，从而促进医学教育改革的深入发展，推动医学教育向更加注重人文素质培养的方向发展。

最后，医学人文教育对于培养医学生的沟通能力和同理心，也具有十分重要的意义。通过学习医学人文知识，医学生能够更好地理解患者的情感和需求，从而在临床实践中与患者建立更加紧密的联系。这种联系有助于减少医患矛盾，促进医患关系和谐。首先，医学人文教育强调医学生需要具备扎实的医学知识和技能，同时还需要具备人文素养和沟通能力。这种教育方式有助于培养医学生的综合素质，使其在临床实践中能够更好地应对各种复杂的情况。其次，医学人文教育注重培养医学生的同理心。同理心是指能够站在他人的角度思考问题，理解他人的情感和需求。通过学习医学人文知识，医学生能够更好地理解患者的痛苦和需求，从而在临床实践中更加关注患者的感受，提供更加人性化的医疗服务。最后，医学人文教育还有助于培养医学生的沟通能力和解决问题的能力。在临床实践中，医学生需要与患者进行有效的沟通，了解患者的病史和症状，从而做出更加准确的诊断和治疗。同时，医学生还需要具备解决问题的能力，能够应对各种突发情况，确保患者的安全和健康。

（二）目前医学人文教育内部质量管理中存在的主要问题

当前医学人文教育中，还存在一些问题，如教学目标不明确、师资力量薄弱、课程设置不合理等。这些问题直接影响了医学人文教育的质量。因此，加强医学人文教育的内部质量保障措施显得尤为重要。具体来说，医学人文教育中存在以下问题。

一是教学目标不明确。很多医学院校对于医学人文教育的目标并不明确，缺乏具体的培养计划和要求。这导致医学人文教育在很多医学院校中处于边缘地位，没有得到足够的重视和投入。由于缺乏明确的目标和要求，医学人文教育的课程设置和教学方法也相对单一，缺乏多样性和创新性。同时，由于缺乏具体的培养计划和要求，医学人文教育的质量也难以保证，无法满足现代医学发展的需要。因此，需要加强医学院校对医学人文教育的重视，制订具体的培养计划，提高医学人文教育的质量和水平。

二是师资力量薄弱。很多医学院校缺乏具有丰富医学人文教育经验的教师，导致教学质量不高。医学院校的教育质量在很大程度上取决于其教师队伍的素质。如果缺乏具有丰富医学人文教育经验的教师，不仅会影响教学质量，还会限制医学生全面素质的提升。医学人文教育师资力量的问题主要集中于以下几方面：很多医学院校缺乏专业的医学人文教育教师，这使得医学人文教育的教学质量无法得到保障；一些医学院校对教师的培训不够重视，没有为教师提供充分的学习和发展机会，导致他们的医学人文教育水平无法提高；学科交叉性不足。医学人文教育涉及多个学科领域，需要教师具备跨学科的知识和技能。然而，一些医学院校的学科交叉性不足，导致教师无法为学生提供全面的教育。

三是教学方法单一。当前，许多医学院校在医学人文教育方面仍然存在着一些问题。其中最突出的问题是教育方式过于传统，缺乏实践性和互动性。传统的医学人文教育方式往往是采用讲授的方式，即教师将知识灌输给学生，缺乏实践性和互动性。这种方式不仅无法激发学生的学习兴趣，还可能导致学生对医学人文知识产生抵触情绪。此外，传统的教学方式也缺乏对学生个体差异的关注，无法满足不同学生的需求。

四是评价机制不完善。医学人文教育是培养医学生职业素养和人文精神的重要途径。然而，当前的医学人文教育评价往往只注重考试成绩，缺乏对实际应用能力和职业素养的评价。这种评价方式不仅无法全面反映医学生的综合素质，还可能导致教育目标与实际需求脱节。考试成绩并不能完全代表医学生对知识的实际应用能力。医学人文教育不仅仅是传授知识，更重要的是培养医学生的职业素养和人文精神。在实践中，医学生需要具备沟通技巧、团队合作能力、道德观念等多种职业素养。然而，这些能力很难通过简单的考试成绩来评价。

（三）加强医学人文教育内部质量保障措施的途径

根据医学人才培养目标和社会需求，必须完善人文教育课程体系，包括医学伦理学、医学心理学、医学社会学等方面的课程，确保医学生接受全面、系统的人文教育。首先，要注重医学伦理学教育。医学伦理学是医学人文教育的重要组成部分，涉及如何处理医患关系、如何保护患者权益、如何遵循医学道德规范等方面。通过加强医学伦理学教育，可以培养医学生的医学道德观念和职业操守，使其能够在未来的职业生涯中，始终坚守良好的医德医风，为患者提供优质的医疗服务。其次，要加强医学心理学教育。医学心理学是研究人类心理活动与疾病关系的学科，主要涉及如何理解患者的心理状态、如何进行心理干预、如何促进患者心理健康等方面。通过加强医学心理学教育，可以培养医学生的心理诊断和干预能力，使其能够在治疗过程中，更全面地关注患者的心理需求，从而为患者提供全面的医疗服务。再次，还要注重医学社会学教育。医学社会学是研究医学与社会之间关系的学科，主要涉及如何理解社会因素对健康的影响、如何促进医患沟通、如何构建和谐的医患关系等方面。通过加强医学社会学教育，可以培养医学生的社会责任感和公共意识，使其能够在未来的职业生涯中，广泛关注社会健康问题，为构建和谐社会做出贡献。最后，在完善人文教育课程体系的过程中，还要注重课程的系统性和实践性。应该将医学伦理学、医学心理学、医学社会学等方面的课程纳入课程体系，形成系统化、完整化的人文教育体系。同时，要加强实践性教学环节，通过案例分析、角色扮演、社会实践等方式，使医学生能够将理论知识与实践相结合，提高人文素养和实践能力。

通过加强教师队伍建设，可以提高教师的人文素养和教育教学能力。通过培训、交流等方式，可以提高教师对人文教育的认识和教学水平，为医学生提供更好的人文教育。首先，需要建立一支高素质、专业化的教师队伍。这需要从多个方面入手：可以积极招聘具有丰富教学经验和专业知识背景的教师，尤其是那些具有医学和人文社会科学背景的教师，强化师资队伍的建设力度；提供培训机会，尤其是对于新入职的教师，应该为其提供全面的培训机会，包括教学方法、人文素养等方面的培训；通过建立一套合理的激励机制，鼓励教师积极探索新的教学方法和手段，增强教学效果。其次，在提高教师的人文素养时，也需要从多角度入手。教师应该不断学习，了解人文社会科学的前沿动态，掌握人文教育的理念和方法；积极参加各种学术交流活动，与同行交流教学经验和方法，提高自己的教学水平；积极参与社会实践活动，了解社会现实和问题，增强自己的社会责任感，等等。最后，还要建立一套完善的评价体系，对教师的教学效果进行客观、公正的评价，鼓励教师不断提高自己的教学水平。从以上几方面入手，加强教师队伍建设，提高教师的人文素养，提高相关人员的教育教学能力，可以为医学生提供更好的人文教育。

通过实践教学环节，如临床见习、社会实践等，医学生能够深入了解医疗工作的实际环境和需求，从而更好地体验人文精神的重要性。这种体验不仅有助于增强医学生的人文素养，还能够提高人员的实践能力，使其更加具备职业素养和综合能力。在临床见习中，医学生可以亲身接触患者，了解患者的需求和感受，从而培养同理心和关爱患者的意识；同时，还可以通过观察医生与患者之间的交流和互动，学习如何更好地与患者沟通，掌握医患沟通技巧。在社会实践中，医学生可以深入社区、农村等基层医疗机构，了解当地居民的健康状况和医疗需求，从而培养自身的社会责任感和公益意识；此外，还可以通过参与医疗志愿服务等活动，提高自己的实践能力和团队协作能力。因此，实践教学环节是培养医学生人文素养和实践能力的重要途径之一。通过这些环节的实践体验，医学生可以更好地理解人文精神的重要性，并不断提高自己的职业素养，强化综合能力。

制定完善的人文教育质量标准和评估体系，同样也是至关重要的。这些标准和体系应该涵盖人文教育的各个方面，包括课程设计、教学方法、教学资源、教师素质、学生参与度等。通过定期对人文教育课程进行评估和反馈，可以及时发现并解决存在的问题，确保教育质量得到不断提高。为了激励教师和学生积极参与人文教育活动，需要建立奖惩机制。对于在人文教育方面表现优秀的教师和学生，应该给予适当的奖励和表彰，以鼓励他们继续努力。同时，对于表现不佳的教师和学生，也应该采取相应的惩罚措施，以促使他们改进和提高。通过这些措施，可以营造一个积极向上的人文教育氛围，促进教师和学生的全面发展。

在医学人文教育中，内部质量保障措施很重要。本节通过分析和探讨，提出了一系列具体的措施和建议。这些措施将有助于提高医学人文教育的质量，培养更多具有人文素养和职业精神的医学人才。未来研究方向可以包括进一步探讨如何将医学人文教育与医学专业教育相结合、如何提高医学人文教育的实践性和互动性等方面的问题。

第三节 外部质量保障机制

（一）外部质量保障机制的必要性

外部质量保障机制也是医学人文教育的组成部分，对于确保教育质量和提高教育水平具有重要的应用价值。首先，在外部质量保障机制中，通过制定和执行统一的标准和规范，可以确保医学人文教育的质量。这有助于确保所有学生都能接受到高质量的教育。而医学人文教育的宗旨是，培养医学生的社会责任感、医德医风、医学人文素质等方面的素养，为未来的医学事业奠定坚实的基础。所以，为了确保医学人文教育的质量，必须发挥外部质量保障机制的作用。其次，外部质量保障机制可以对医学人文教育的质量进行评估和监控。这种机制不仅有助于确保所有学生都能接受高质量的教育，而且有助于提高医学人文教育的整体水平。外部质量保障机制可以通过认证和评估等方式，对医学人文教育机构进行监督和管理。这种监督和管理不仅可以确保教育机构按照统一的标准和规范进行教育活动，而且可以及时发现和纠正存在的问题和不足，提高医学人文教育的质量。最后，外部质量保障机制还可以为医学人文教育提供反馈和建议。这种反馈和建议可以针对教育机构的教育质量及学生的学习效果进行评估和分析，进而为教育机构提供改进的方向和建议。同时，这种反馈和建议还可以为学生提供更多的学习资源和机会，促进其全面发展。

外部质量保障机制的引入，还可以增强医学人文教育的公信力。这是因为外部质量保障机制由独立的第三方机构或组织来执行。它们通常具有专业知识和经验，能够对教育质量和效果进行客观、公正的评价。这种机制的引入，可以增强医学人文教育的公信力。这是因为外部质量保障机制可以对医学人文教育的课程设置、教学方法、教学资源等方面进行全面的评估，以确保教育质量和效果符合相关标准和要求。首先，外部质量保障机制可以对医学人文教育的课程设置进行评估。课程设置是医学人文教育的基础，直接关系到教育质量和效果。外部质量保障机制可以对课程的内容、结构、难度等方面进行评估，以确保课程设置符合医学人文教育的目标和要求。其次，外部质量保障机制也可以对医学人文教育的教学方法进行评估。教学方法是实现教育目标的关键手段,直接关系到学生的学习效果和兴趣。外部质量保障机制可以对教学方法的创新性、实用性、有效性等方面进行评估,以确保教学方法能够有效地提高学生的学习效果和兴趣。最后,外部质量保障机制能够对医学人文教育的教学资源进行评估。教学资源是实现教育目标的重要保障,直接关系到教育的质量和效果。外部质量保障机制可以对教学资源的丰富性、多样性、实用性等方面进行评估,以确保教学资源能够满足学生的学习需求。因此,这种机制可以促进医学人文教育的改进和发展,从而培养出更加优秀的医学人才。

随着社会对医学人文教育的关注度不断提高,人们对教育质量和效果的要求也越来越高。为了满足社会的这种需求,外部质量保障机制应运而生。这种机制能够确保教育质量和效果符合社会的期望和要求,为医学人文教育提供了一种有效的监督和评估方式。外部质量保障机制通常包括对教育机构、课程设置、教学方法、教学资源等方面的评估和审核。这种机制可以确保医学人文教育的内容和方式均能符合社会的需求和期望,从而提高教育质量和效果。同时,外部质量保障机制还可以促进医学人文教育的发展和进步,推动医学教育和人文教育的融合和发展。因此,外部质量保障机制对于满足社会对医学人文教育的需求有重要影响,也有助于提高教育质量和效果。应该加强对外部质量保障机制的研究和应用,为医学人文教育的发展提供有力的支持。

在全球化背景下,医学人文教育的国际化趋势日益明显。随着医学技术的不断发展和全球化的推进,医学人文教育的重要性也逐渐显现。为了提高医学人文教育在国际竞争中的地位和影响力,外部质量保障机制的建立显得尤为重要。外部质量保障机制来自独立的第三方机构,可以对医学人文教育质量进行评估和监督。这种机制可以帮助医学人文教育实现与国际标准的接轨,提高它在国际竞争中的地位和影响力。通过外部质量保障机制的评估,医学人文教育机构可以了解自身的优势和不足,及时调整教学内容和方法,提高教育质量。此外,外部质量保障机制还可以促进医学人文教育机构之间的交流与合作。通过与其他国家的医学人文教育机构进行比较和交流,可以发现自身的不足之处,借鉴他人的经验和做法,进一步提高自身的教育水平。因此,外部质量保障机制也是推动医学人文教育国际化发展的重要手段。通过建立完善的外部质量保障机制,可以提高医学人文教育的质量,扩大影响力,推动全球医学事业良好发展。

（二）质量保障的主体

质量保障的主体包括教育主管部门。国家教育主管部门应加强对医学人文教育的监督和管理，通过制定相关政策和标准，对医学人文教育进行评估和认证。省市级教育主管部门在医学人文教育的管理和监督方面扮演着重要的角色。为了确保医学人文教育的质量和效果，省市级教育主管部门需要制定一系列相关政策措施，为医学人文教育提供明确的指导和规范。这些政策措施可以包括课程设置、教学方法、师资力量、教学资源等方面，以确保医学人文教育的全面性和系统性。同时，教育主管部门还需要建立有效的评估和认证机制，对医学人文教育进行定期评估和认证。这可以通过制定评估标准和流程，组织专家团队对医学人文教育进行实地考察和评估，以确保医学人文教育的质量和效果符合相关标准和要求。此外，教育主管部门还需要加强对医学人文教育机构的监督和管理，确保这些机构按照相关政策和标准开展医学人文教育。对于不符合要求的机构，教育主管部门需要采取相应的措施进行整改和处罚，以维护医学人文教育的秩序和声誉。

质量保障的主体包括高校。高校作为医学人文教育的主体，应该加强对医学人文教育的投入和管理。医学人文教育是医学领域中不可或缺的一部分，不仅有助于提高医生的人文素养，还有助于提高医疗服务的质量和水平。首先，高校应该制订相关教学计划，以确保医学人文教育的系统性和完整性。教学计划应该包括人文社会科学、医学伦理学、医学心理学、医学社会学等方面的内容，以帮助医学生全面了解医学领域中的人文知识。课程设置应该注重实践性和应用性，以帮助医学生将理论知识应用于实践。其次，高校应该加强对医学人文教育的教学质量管理。教学质量的提高，需要高校教师具备较高的医学人文素养和教育能力。高校应该加强对教师的培训和管理，提高教师的教学水平和教育能力。同时，高校还应该建立完善的教学质量评估体系，对教学质量进行定期评估和监测，及时发现问题并加以改进。最后，高校还应该加强对医学人文教育的投入和支持。医学人文教育需要投入大量的人力、物力和财力，高校应该加强对这方面的投入和支持。例如，可以设立专门的医学人文教育机构，负责制订教学计划、组织教学活动、提供教学资源等方面的工作。同时，还可以通过开展各种形式的人文活动和社会实践，帮助医学生更好地了解社会和人民的需求，提高他们的人文素养和服务意识。只有这样，才能培养出具有较高人文素养和服务意识的医学人才。

质量保障的主体包括社会机构。在医学人文教育领域中，社会机构可以参与医学人文教育的评估和认证工作，提供专业化的意见和建议，促进医学人文教育的改进和发展。这些机构通常拥有专业的评估团队和丰富的评估经验，能够对医学人文教育的各方面进行深入的分析和评估。同时，社会机构的参与也可以促进医学人文教育的多样性和包容性，因为它们通常代表着不同的社会群体和利益相关者。首先，社会机构可以与医学教育机构合作，共同制定医学人文教育的评估标准。这些标准应该包括医生与患者沟通的能力、医生的道德和伦理责任、医学实践中的社会和心理问题等方面。其次，社会机构可以派遣专业的评估团队对医学人文教育进行评估。评估团队应该采用多种评估方法，包括课堂观察、学生访谈、教师问卷调查等，以确保评估结果的客观性和准确性。社会机构还可以根据评估结果，为医学教育机构提供反馈和建议。这些反馈和建议应该针对医学人文教育的不足之处，提出改进措施。最后，社会机构可以定期对医学人文教育进行评估和跟踪，以确保医学教育机构对建议的采纳，促进改进措施的落实和有效实施。

（三）社会机构参与医学人文教育评估和认证的挑战

社会机构需要与医学教育机构建立信任关系，以确保评估结果的客观性和公正性。同时，也需要获得公众的信任和支持，以使工作具有更高的价值和意义。这种信任关系的建立，需要基于双方的相互尊重、透明度和诚信。只有当社会机构能够确保评估结果的客观性和公正性时，医学教育机构才会对其产生信任，并愿意与其合作。为了确保评估结果的客观性和公正性，社会机构需要采取一系列措施。首先，需要建立一套科学、严谨的评估体系，以确保评估过程和结果能够符合医学教育的实际情况。其次，需要采用专业的评估人员，这些人员需要具备医学教育背景和评估经验，以确保评估结果的准确性和可靠性。最后，除了与医学教育机构建立信任关系外，社会机构还需要获得公众的信任和支持。公众是社会机构工作的最终受益者，只有当公众对其工作产生信任和支持时，社会机构的工作才会具有更高的价值和意义。为了获得公众的信任和支持，社会机构需要积极宣传自己的工作成果和价值，让公众了解其工作的意义和重要性。同时，还需要加强与公众的沟通和交流，及时回应公众的关切和问题，以增强公众对其工作的信任感和认同感。当社会机构能够确保评估结果的客观性和公正性，并积极宣传自己的工作成果和价值时，才能获得公众的信任和支持，使其工作具有更高的价值和意义。

社会机构需要保持独立性，避免受到外部利益的影响，以确保评估结果的客观性和准确性。社会机构作为公共利益的重要守护者，其独立性和公正性是至关重要的。社会机构的独立性是其存在的基础。社会机构的存在是为了维护公共利益，而不是为了追求经济利益。如果社会机构受到外部利益的影响，那么其行为和决策就可能偏离公共利益，导致不公正和不公平的结果。社会机构的独立性也是其评估结果客观性和准确性的保障。社会机构所做的评估和决策，往往涉及公共利益。如果社会机构受到外部利益的影响，那么其评估结果就可能存在偏见和不公正，无法反映实际情况。为了保持社会机构的独立性，需要采取一系列措施。首先，需要建立完善的治理结构和监督机制，确保社会机构的决策和行为均能符合法律规定和公共利益。其次，需要加强对社会机构的监督和评估，确保其工作符合公众期望和要求。最后，需要加强对社会机构不正当行为的惩处力度，维护其公信力和形象。这是社会机构存在的意义和价值所在，也是广大公民和社会组织应该关注和支持的重要问题。

社会机构需要在评估方法、评估标准等方面不断提高专业水平，以适应医学人文教育的不断发展和变化。首先，社会机构需要不断完善评估方法。随着医学人文教育的不断发展和变化，传统的评估方法可能已经无法适应新的需求。因此，社会机构需要不断探索新的评估方法，例如采用定量和定性相结合的方法，或者引入更多的案例分析和实践评估等。这些新的评估方法可以更全面地反映学生的学习成果和医学人文素养，为教学质量的提高提供更准确的依据。其次，社会机构需要制定更加科学的评估标准。医学人文教育的评估标准应该包括知识、技能、态度和价值观等多个方面。社会机构需要制定具体的评估指标，以全面评估学生的医学人文素养，例如学生的沟通能力、团队合作能力、批判性思维等。同时，社会机构还需要根据医学人文教育的特点和要求，不断调整和优化评估标准，以确保评估结果的准确性和有效性。再次，社会机构还需要加强与其他相关机构的合作和交流。医学人文教育是一个跨学科的领域，需要多方面的支持和参与。社会机构可以与医学院校、医疗机构、科研机构等加强合作，共同推动医学人文教育的发展。同时，社会机构还可以与国际同行进行交流和合作，借鉴国际上的先进经验和做法，推动我国医学人文教育的国际化发展。最后，社会机构还需要加强自身的建设和发展。社会机构需要不断提高自身的专业水平和能力，包括教学能力、科研能力、服务能力等方面。同时，社会机构还需要加强自身的组织和管理，确保各项工作的顺利进行和有效实施。

社会机构参与医学人文教育的评估和认证工作具有重要的意义，可以为医学人文教育提供专业化的意见和建议，促进医学人文教育的改进和发展。然而，这一过程中也存在着一些挑战，需要社会机构不断提高其专业水平，并建立与医学教育机构和公众之间的信任关系。只有这样，才能更好地发挥社会机构在医学人文教育中的作用，提高医生的人文素质和服务质量。

（四）质量保障的内容和方法

质量保障首要的是制定评估标准。制定科学、合理的评估标准，是外部质量保障机制的核心。评估标准应包括教育内容、教学方法、教学资源等方面，确保评估结果的客观性和公正性。首先，评估标准应该包括教育内容的质量。教育内容是教育质量的核心，应该包括课程设计、教材编写、教学方法等方面。评估教育内容的质量，需要考虑教育内容的科学性、系统性、实用性等方面，以确保学生能够获得高质量的教育。其次，评估标准应该包括教学方法的质量。教学方法是实现教育目标的重要手段，应该包括教学计划、教学组织、教学实施等方面。评估教学方法的质量，需要考虑教学方法的合理性、有效性、创新性等方面，以确保学生能够获得有效的教学。最后，评估标准还应该包括教学资源的利用情况。教学资源是保障教育质量的重要因素，应该包括教学设施、师资力量、教学经费等方面。评估教学资源的利用情况，需要考虑教学资源的充足性、合理性、有效性等，以确保学生能够获得良好的学习环境。在制定评估标准时，还需要考虑到不同学科、不同层次、不同类型的教育机构的特点和实际情况，以确保评估标准的针对性和可操作性。另外，评估标准的制定，还需要经过广泛的讨论和征求意见，以确保评估标准的科学性和公正性。通过不断完善和更新评估标准，以适应不断变化的教育形势和社会需求。

完善质量保障，还要开展定期评估并建立反馈机制。如何对医学人文教育进行有效的评估，一直是医学教育领域面临的难题之一。定期对医学人文教育进行评估，是外部质量保障机制的重要手段。评估应由专业机构或专家组进行，对教育内容、教学方法、教学资源等方面进行全面评估和监督。这样可以确保医学人文教育的质量和效果，提高医生的人文素养和医疗服务水平。首先，对医学人文教育的评估，应该注重教育内容的全面性和实用性。评估机构或专家组可以对教育课程进行深入了解，包括课程设置、教材内容、教学方法等方面。同时，还可以对教育课程与实际医疗工作的关联程度进行评估，以确保教育内容与实际需求相符合。其次，对医学人文教育的评估，应该关注教学方法的创新性和有效性。传统的医学人文教育往往采用讲授式教学，而现代医学人文教育则更加注重实践性和互动性。因此，评估机构或专家组可以对教学方法进行评估，包括是否采用多种教学方法、是否注重学生的参与和实践、是否培养学生的创新思维和解决问题的能力等方面。最后，对医学人文教育的评估还应该关注教学资源的充足性和利用效率。医学人文教育需要大量的教学资源，包括教师、教材、教学设备等。评估机构或专家组可以对教学资源进行评估，包括是否具备充足的教师和教材、是否具备先进的教学设备和实验室、是否充分利用了各种教学资源等。同样，这也可以为医学教育领域的改革和发展提供较为有益的参考和借鉴。

建立有效的反馈机制，也是外部质量保障机制的核心和关键。通过这一机制，可以将评估结果及时、准确地反馈给相关部门和人员，从而促进问题的解决。反馈机制的建立需要综合考虑多种因素，包括评估结果的准确性、反馈渠道的畅通性、相关人员的参与度等。只有建立了有效的反馈机制，才能确保外部质量保障机制的有效运行，提高整体的教育质量水平。

在医学人文教育改革中如何建立有效的反馈机制，可从几方面进行思考。首先，要明确医学人文教育的目标，包括知识、技能和态度等方面的目标。这有助于确保反馈机制与教育目标相一致。其次，要注重多元化反馈来源，可以从多个来源获取反馈，包括学生、教师、实践导师、同行和外部专家等，这样可以确保反馈的全面性和客观性。再次，要制定明确的评价标准，以便对学生的学习成果进行评价。这些标准应该与医学人文教育的目标相一致，并能够反映学生的知识、技能和态度水平。最后，要定期对学生的学习成果进行评估，并及时向学生提供反馈。反馈应该具体、明确，并针对学生的学习成果提供改进建议。可建立有效的沟通渠道，以便学生、教师和实践导师等各方能够及时交流和分享信息。这有助于确保反馈机制的顺畅运行。建议通过利用现代技术手段，如在线学习平台、学习管理系统等，为学生提供及时的反馈和指导，这有助于提高学生的学习效果和满意度。此外，还要定期对反馈机制进行审查和改进，确保与医学人文教育改革的目标保持一致。要根据学生的需求和反馈，不断优化反馈机制，以提高其有效性和适应性。

　　师资队伍建设是提高医学人文教育质量的关键。应加强对教师的培训和管理，提高教师的专业素养和教育能力。而课程改革是提高医学人文教育质量的必要途径，应加强对课程内容的更新和优化，注重实践性和应用性，提高学生的综合素质和能力。在当今的医学教育领域，人文教育的地位日益显露，这不仅是医学科学发展的必然要求，也是培养具备全面素质医学人才的关键环节。然而，要提高医学人文教育的质量，关键在于师资队伍的建设和课程改革的推进。第一，师资队伍建设是提高医学人文教育质量的关键。优秀的教师是培养优秀学生的前提和保障。在医学人文教育中，教师不仅要具备深厚的医学知识，还要具备丰富的人文素养和宽广的教育视野。因此，应该加强对教师的培训和管理，提高教师的专业素养和教育能力，通过定期组织专业培训、邀请专家讲座、鼓励教师进修等方式，为教师提供学习和成长的平台。同时，建立健全的教师评价体系，对教师的教学质量、科研成果、人文素养等方面进行全面评价，激励教师不断提升自身素质。第二，课程改革是提高医学人文教育质量的必要途径。传统的医学教育课程忽视了人文素质的培养，因此，应该加强对课程内容的更新和优化，注重实践性和应用性，提高学生的综合素质和能力。比如在课程设置上，可以增加人文社科类课程，如医学伦理学、医学心理学、医学社会学等，让学生了解医学与社会的密切关系。同时，要注重实践性和应用性，通过案例分析、角色扮演、社会实践等方式，让学生在实践中学习和体验人文精神。此外，还可以开设一些跨学科的综合性课程，如医学与艺术、医学与文学等，拓宽学生的视野，培养多样化的思维方式。总之，要通过加强对教师的培训和管理，提高教师的专业素养和教育能力；同时推进课程改革，注重实践性和应用性，提高学生的综合素质和能力。

实践教学是提高医学人文教育质量的重要手段，应加强对实践教学的投入和管理，提供良好的实践教学环境和条件。也可引入社会资源，这是促进医学人文教育发展的有效途径，比如积极引入企业、社会组织等资源，为医学人文教育提供实践机会和支持。通过实践，学生能够将理论知识与实际操作相结合，深入理解医学人文的内涵和价值。因此，应该加强对实践教学的投入和管理，确保学生能够在实践中获得充分的锻炼和成长。为了提供良好的实践教学环境和条件，学校应该加大对实践教学的投入，包括建设实践基地、购买实验设备、提供实践机会等。同时，学校还应该加强对实践教学的管理，确保实践教学的质量和效果。而引入社会资源，是促进医学人文教育发展的有效途径，企业、社会组织等资源，都可以为医学人文教育提供实践机会和支持，帮助学生更好地了解社会需求和行业发展趋势。同时，这些资源还可以为医学人文教育提供资金、技术和人才等方面的支持，促进医学人文教育的创新和发展。因此，学校应该积极引入企业、社会组织等资源，与这些机构建立合作关系，共同推动医学人文教育的发展。同时，学校还应该加强对这些资源的整合和管理，确保资源的有效利用和可持续发展。

加强国际交流与合作，是提高医学人文教育质量的必要途径，可以借鉴国际先进的教育理念和方法，促进我国医学人文教育的改进和发展。然而，目前我国医学人文教育中存在诸多不足，如缺乏系统的课程设置、教育内容不够丰富、教学方法单一等。因此，借鉴国际先进的教育理念和方法，促进我国医学人文教育的改进和发展势在必行。首先，可以借鉴国际医学人文教育的成功经验，如系统的课程设置，包括医学伦理学、医学心理学、医学社会学等方面的内容。同时，可以引入案例分析、角色扮演、小组讨论等多样化的教学方法，激发学生的学习兴趣和主动性。其次，可以加强与国际医学教育机构的合作与交流，派遣教师和学生到国外进行学术交流和访问，学习国外先进的教育理念和方法。同时，也可以邀请国际知名的医学人文专家和学者来华进行讲学和交流，提高我国医学人文教育的水平和质量。最后，还可以通过参加国际医学人文教育会议、研讨会等活动，了解国际医学人文教育的发展动态和趋势，加强与其他国家和地区的合作与交流。这可以促进我国医学人文教育的改进和发展，提高医生的人文素养和职业素养，更好地满足患者的需求。

（五）应用案例分析

某医学院在医学人文教育方面一直存在诸多问题，如教育内容与实际需求脱节、教学方法不先进、评价体系不完善等。为了解决这些问题，该校决定构建医学人文教育质量保障体系，以保障医学人文教育的质量和效果。

构建过程中，该校首先制订了详细的实施计划，包括明确目标、确定方案、落实责任人等。同时，该校还组织专家对实施计划进行论证和评估，确保其科学性和可行性。其次，该校对医学人文教育内容进行了全面梳理和更新，引入了更多与实际需求相关的内容。同时，该校还注重教学方法的改进，采用多种形式的教学手段，如案例分析、角色扮演、小组讨论等，以激发学生的学习兴趣和积极性。再次，该校建立了完善的医学人文教育评价体系，包括对学生学习成果的评价和对教师教学质量的评价。评价对象包括考试、作业、课堂表现等多种形式，以确保评价结果的客观性和准确性。最后，该校还建立了奖惩机制，对表现优秀的学生和教师给予奖励和表彰，对表现不佳的学生和教师进行批评和指导。

经过一段时间的实施，该医学院的医学人文教育质量得到了显著提高。学生的学习积极性和兴趣得到了激发，教师的教育教学水平也得到了提升。同时，该医学院的医学人文教育质量保障体系也得到了进一步完善和优化。需要注意的是，在制订和实施计划时，要充分论证和评估，确保其科学性和可行性；在完善教学内容时，要注重与实际需求结合，同时要注重教学方法的改进；在建立评价体系时，要注重客观性和准确性，同时要建立奖惩机制以激发师生积极性；实施过程中要及时发现问题，并进行相应的调整和优化，以确保体系的有效运行。

第九章　医学人文教育改进策略

第一节　人文素养培养策略

（一）人文素养与医学人文教育

人文素养是一种对人的全面认识和理解，涵盖了知识、精神、价值观等多个方面，是一个综合性的概念。人文素养的内涵，主要包括人文知识、人文精神、人生观和价值观。人文知识是人文素养的基础，可以包括对历史、文学、哲学、艺术等领域知识的了解。人文精神是人文素养的核心，主要强调以人为本，关注人的价值、尊严和命运，追求人的自由、平等的美好生活。人生观和价值观则是人文素养的重要组成部分，涉及如何看待人生、如何处理人与社会的关系、如何评价人的价值等问题。具体而言，人们在长期的学习、生活、实践中，形成了对人文知识的理解、掌握和运用能力；而且在处理人与社会、人与自然的关系时，会体现出不同的精神风貌和价值取向，所以这也是必须具备的重要素质之一。

医学人文教育旨在培养医学生的医学人文精神，提高医学生的医学人文素养，为医学生的未来职业发展奠定坚实的基础。首先，医学人文教育通过教授医学生人文知识、社会伦理、医学伦理等，可以帮助医学生更好地理解人类身体和心理的复杂性，以及医生在治疗过程中所扮演的角色。这种教育有助于培养医学生的人文素质，能够更好地理解患者，更全面地评估患者的需求。其次，医学人文教育注重培养医学生的沟通技能，包括倾听、理解、尊重患者，以及有效地与患者进行交流。这些技能在医疗实践中非常重要，能够帮助医学生更好地与患者建立信任，从而提供更优质的医疗服务。再次，医学人文教育通过培养医学生的职业精神、道德伦理等，帮助他们树立正确的职业价值观。这种教育有助于培养医学生的职业精神，使其能够在医疗实践中始终保持对患者和社会的责任感。最后，医学人文教育不仅有助于培养医学生的人文素养，还有助于提高整个医疗行业的人文素养水平。一支具有高度人文素养的医疗团队，能够更好地理解患者，提供更人性化的医疗服务，从而促进医疗行业的健康发展。因此，医学人文教育在培养人文素养方面具有重要意义。通过加强医学人文教育，可以提高医学生的人文素质，增强人员的沟通技能，培养人员的职业精神，并促进医疗行业的健康发展。

（二）医学人文教育中提高人文素养的策略

医学人文教育需要提高教师的素养。教师的素养是影响医学人文教育质量的关键因素，提高教师的素养是培养医学生人文素养的重要策略。首先，教师应该具备扎实的医学人文知识和丰富的教学经验。其次，教师应该具备高尚的医德和良好的沟通能力，能够引导学生树立正确的医学价值观和职业操守。再次，教师应该不断学习和更新知识，提高自己的教学水平和能力。例如，可组织医学人文教育方面的专业培训，让教师了解医学人文教育的理念、方法和技巧，提高专业素养。也可积极引进具有医学人文教育背景或经验的优秀人才，为教师队伍注入新的血液和活力。可以通过建立合理的激励机制，鼓励教师积极投入医学人文教育工作，提高教师的积极性和工作热情；或者是组织教师参加医学人文教育领域的学术交流活动，拓宽教师的视野和思路，提高教师的学术水平。另外，还要多鼓励教师积极参与医学人文教育的实践活动，如志愿服务等，提高教师的实践能力和社会责任感。最后，应当建立科学的评价机制，对教师的医学人文教育工作进行评价和反馈，帮助教师发现问题和不足，促进教师的成长和提高。只有不断提高教师的素养和能力，才能更好地培养出具有医学人文精神的优秀医生。

医学人文教育需要改革教学方法。传统的教学方法往往注重知识的传授，而忽视了学生的主体地位和个性差异。因此，改革教学方法是培养医学生人文素养的重要策略。首先，应该采用多种教学方法，如案例分析、小组讨论、角色扮演等，激发学生的学习兴趣和主动性。其次，应该注重培养学生的创新思维和实践能力，鼓励学生积极参与实践活动和科研项目。最后，应该注重学生的个性差异和特长爱好，为学生提供个性化的教学服务。引入案例教学是必要的，案例教学是一种以实际问题为基础的教学方法，可以通过引导学生分析、讨论和解决实际案例，培养他们的临床思维和解决问题的能力。同时，案例教学也可以帮助学生更好地理解医学人文知识，提高学习兴趣和积极性。医学人文教育不仅仅是理论知识的传授，更重要的是实践能力的培养。因此，在教学过程中，应该注重实践教学，例如组织学生参加社会实践等，让学生在实践中学习和掌握医学人文知识。如今，科学技术日益发展，各种现代化技术也为医学生的发展提供了便利条件，如多媒体技术可以为学生提供更加生动、形象的学习体验。在医学人文教育中，可以运用多媒体技术制作课件、视频、音频等教学资源，让学生更加直观地了解医学人文知识，提高学习主动性和效果。此外，情景模拟教学是一种模拟真实场景的教学方法，可以通过模拟真实的医疗场景，让学生更加深入地了解医疗工作的实际情况，体现人文关怀的重要性。同时，情景模拟教学也可以培养学生的沟通技巧、团队协作能力等非技术性能力。评价与反馈是教学方法改革的重要环节。在教学过程中，应该注重评价学生的学习效果，及时给予反馈和指导，帮助学生更好地掌握医学人文知识。同时，也应该根据评价结果及时调整教学方法和策略，提高教学效果和质量。

医学人文教育需要加强实践教学。实践教学是培养医学生人文素养的重要途径，加强实践教学是培养医学生人文素养的重要策略。首先，应该建立完善的实践教学体系，包括实验、见习、实习等环节。其次，应该注重实践教学的质量监控和管理，确保实践教学的效果和质量。最后，应该鼓励学生积极参与实践活动和科研项目，提高学生的实践能力和创新能力。具体而言，可从多个方面加强实践能力的培养。比如，临床实习方面，可安排学生在医疗机构中实习，直接接触患者，了解患者的需求和感受。这有助于学生理解患者的痛苦，培养同理心和关爱他人的能力。社区服务方面，可组织学生参与社区服务项目，如健康宣教、义诊等。这有助于学生了解社会公共卫生问题，提高社会责任感。跨学科合作方面，可以联合其他学科（如心理学、社会学、哲学等）开展实践教学，共同探讨医学人文问题。这有助于学生拓宽视野，培养多元化的思维方式。实践活动方面，可组织学生参加各类医学人文实践活动，如文艺比赛、辩论赛、志愿服务等。这有助于学生在轻松的氛围中提升人文素养和综合能力。学术研究方面，可鼓励学生参与医学人文相关的学术研究项目，如医患关系、医疗伦理、健康政策等方面研究。这有助于学生深入了解医学人文领域的前沿动态，提高研究能力和创新思维。质量评估方面，可定期对学生的实践和学习进行评估，了解学生在实践过程中的表现和进步。这有助于学生认识到自己的不足之处，及时调整学习策略。通过以上方法，医学人文教育可以有效地加强实践教学，提高学生的实践能力和人文素养，促进未来医疗工作的顺利展开。

医学人文教育需要营造良好的校园文化环境。首先，应该加强校园文化建设，营造积极向上、健康和谐的校园氛围。其次，应该加强校园文化活动建设，组织丰富多彩的文化活动和比赛，提高学生的文化素质和艺术修养。最后，应该加强校园文化制度建设，建立健全规章制度和管理机制，为医学生提供良好的学习和生活环境。除了以上提到的策略，还可以从以下几方面进一步营造良好的校园文化环境。第一，加强医学生的人文素养教育。通过开设相关课程、举办讲座和实践活动，引导医学生关注人文关怀，提高人文素养。第二，促进医学生之间的交流与合作。组织各种形式的团队活动和竞赛，鼓励医学生之间的交流与合作，培养人员的团队合作精神和沟通能力。第三，加强校园文化的宣传与推广。通过校园网站、宣传栏、社交媒体等渠道，宣传校园文化活动和成果，提高校园文化的知名度和影响力，营造更加浓厚的文化氛围。营造良好的校园文化环境，是培养医学生人文素养的重要策略，需要从多方面入手，通过加强文化建设、活动建设、制度建设等方面的工作，为医学生提供更加优质的学习和生活环境。

（三）应用案例分析

某医学院在开展医学人文教育的过程中，引入了一系列实践课程，其中包括社区医疗服务、医疗伦理辩论和医患沟通技巧等。这些课程旨在通过实践体验，培养医学生的人文素养。

在社区医疗服务课程中，医学生被分配到不同的社区，为居民提供免费的医疗咨询服务。在这个过程中，医学生不仅需要了解疾病的基本知识，还需要学会与不同年龄、性别和背景的居民进行沟通。通过这种方式，医学生能够更好地理解患者的需求，并学会关注患者的心理和社会背景。

在医疗伦理辩论课程中，医学生需要围绕一些具有争议的医学伦理问题进行讨论，例如基因编辑等。通过辩论，医学生能够深入思考医学伦理问题，并学会在未来的职业生涯中面对类似的伦理困境时做出正确的决策。在医患沟通技巧课程中，医学生需要学习如何与患者建立信任、倾听患者诉求、解释治疗方案等。通过角色扮演和模拟训练，医学生能够提高自己的沟通技巧，并学会更好地与患者进行沟通。

这个案例展示了医学人文教育中人文素养培养的重要性，通过实践课程，医学生不仅能够掌握医学知识，还能够提高自己的人文素养。社区医疗服务课程让医学生关注患者的需求，医疗伦理辩论课程让医学生思考医学伦理问题，而医患沟通技巧课程则让医学生学会与患者建立信任和有效沟通。这些素养对于未来的医生来说至关重要，因为相关人员需要具备理解患者、关注患者需求的能力，同时也需要具备良好的医德医风。

医学人文教育是培养优秀医生的关键因素之一。通过引入实践课程，如社区医疗服务、医疗伦理辩论和医患沟通技巧等，可以有效地培养医学生的人文素养。这些素养不仅有助于他们更好地理解患者、关注患者需求，还能够提高医德医风，从而为未来的医疗事业持续发展而努力。

第二节　专业能力提升策略

专业能力是指医生在特定领域内完成任务所必须具备的能力和技能。这些能力和技能因领域而异，例如在医学领域中，专业能力包括诊断和治疗的能力、沟通和协调的能力、决策的能力等。医生还需要具备强大的心理承受能力和自我调节能力，以便在面对生死和压力时，能够保持足够的冷静和专注。此外，医生还需要具备团队合作的能力和领导能力，以便更好地与同事、患者和家属合作，并为患者提供更好的医疗服务。为了提升这些专业能力，医生必须不断学习和实践，同时，还需要掌握最新的医学知识和技术，并不断提高自己的技能，丰富自己的经验。此外，还要学习如何正确与患者和家属沟通、如何协调医疗团队的工作、如何做出正确的决策等。

除了学习和实践，医生还需要具备良好的职业素养和道德观念，需要尊重患者，保护患者的隐私，遵守医疗伦理规范，等等。医学领域中的专业能力是多方面的，医生需要通过不断的学习和实践来提升自己的专业能力，才能真正为患者提供优质的医疗服务，并赢得患者的信任和尊重。

（一）医学人文教育中培养专业能力的重要性

培养专业能力，有助于提高医患沟通能力。医学人文教育不仅仅关注医学生的医学知识和技能，更注重培养人员的沟通技巧和人际交往能力。在医疗实践中，医生需要与患者进行有效的沟通，了解患者的病情和需求，从而做出更准确的诊断和治疗。因此，医学人文教育对于医学生的成长和发展至关重要。通过医学人文教育，医学生可以学习如何与患者建立信任、倾听和理解患者，可以学习如何表达自己的意见和关心，以及如何与患者进行有效的沟通。这些技能不仅可以帮助医学生更好地为患者提供医疗服务，还可以提高人员的职业素养和人文素养。此外，医学人文教育还可以帮助医学生更好地理解患者的情感和心理状态。在医疗实践中，医生需要关注患者的情感和心理状态，以便更好地了解患者的病情和需求。通过医学人文教育，医学生可以学习如何关注患者的情感和心理状态，从而更好地为患者提供医疗服务。通过医学人文教育，医学生可以学习如何与患者建立信任、如何倾听和理解患者，从而更好地为患者提供医疗服务。这些技能不仅可以帮助医学生更好地为患者提供医疗服务，还可以提高他们的职业素养和人文素养。

培养专业能力，有助于树立医学伦理意识。医学人文教育着重强调医学伦理的重要性，帮助医学生建立正确的伦理观念，这是未来职业生涯中不可或缺的一部分。在医疗实践中，医生需要遵循伦理原则，充分尊重患者的权利和尊严，保护患者的隐私和利益。同时，医生还需要对自身的行为进行道德约束，确保医疗行为符合伦理规范。通过医学人文教育，医学生可以深入了解并遵守医学伦理规范，从而在未来的医疗工作中避免不道德的行为，为患者提供更加安全、可靠、合乎伦理的治疗服务。

培养专业能力，有助于提高团队协作能力。医学人文教育非常重视培养医学生的团队协作能力，在紧张而复杂的医疗实践中，医生需要与众多其他医护人员、患者及其家属紧密合作，提供全面而有效的医疗服务。这种服务需要医生具备高度的专业知识和技能，同时具备出色的人际交往能力，以及良好的团队协作能力。通过医学人文教育，医学生可以学习如何与他人建立良好的合作关系，如何有效地沟通和协调，以及如何在团队中发挥积极作用。这些技能对于医生在医疗实践中发挥最佳的医疗服务水平至关重要。优质的医疗服务，需要医生不仅具备专业知识和技能，还要具备高度的责任感和同情心。医生需要与患者及其家属建立信任和互动，需要与其他医护人员紧密合作，共同制订最佳的医疗方案。因此，医学人文教育对于培养医学生的团队协作能力很重要，也是培养人际交往能力的关键所在。因此，培养医学生的团队协作能力是医学教育中不可或缺的一部分。

培养专业能力，有助于树立终身学习的意识。培养专业能力是每个医生都必须重视的任务。为了不断提高自己的专业水平，医生需要树立终身学习的意识。医学人文教育是培养医生终身学习意识的重要途径，强调不断学习和更新知识的重要性，通过帮助医学生确立正确的学习态度并找对方法，培养他们的自主学习和终身学习的能力。随着医学技术的不断发展和进步，医生需要不断学习和更新自己的知识和技能。医学人文教育可以帮助医学生更好地适应这种变化，掌握最新的医学技术和知识。同时，通过医学人文教育，医学生还可以培养自己的职业素养和人文精神，更好地为患者提供优质的医疗服务。在医学人文教育中，医学生需要掌握各种学习方法和技巧，如批判性思维、创新思维、解决问题的能力等。这些方法和技巧，可以帮助医学生在未来的职业生涯中，更好地应对各种挑战。同时，医学人文教育还可以帮助医学生建立良好的职业道德和职业操守，更好地履行医生的职责和使命。因此，树立终身学习的意识，是每个医生都必须重视的任务。同样，通过医学人文教育，医学生可以培养自己的终身学习能力，不断提高自己的专业水平和服务质量，为患者提供更好的医疗服务。

（二）医学人文教育中培养专业能力的策略

医学人文教育在培养人员的专业能力方面，起着至关重要的作用。以下是一些有效的方法，有助于在医学人文教育中培养人员的专业能力。

首先，要强调医学人文素养的重要性。通过深入的教育和专业培训，医务人员可以更好地理解医学不仅是科学技术，更是人文科学。这种培训旨在培养他们具备人文关怀精神，能够关注患者的情感和需求，而不仅仅是治疗疾病。通过这种方式，医务人员可以更加全面地了解患者的状况，提供更为贴心和个性化的医疗服务。同时，这种人文关怀也有助于建立更加和谐的医患关系，减少医疗纠纷的发生。因此，培养医务人员的人文关怀精神，关注患者的情感和需求，是非常重要的。

其次，可以展开跨学科合作。通过促进医学与其他学科的合作，例如与心理学、社会学、哲学等领域的合作，可以为医务人员带来更深入的洞察力和全面的理解能力。这种跨学科的合作可以拓宽医务人员的视野，让他们从多角度审视患者的健康问题，从而更全面地了解患者的需求。从心理学、社会学和哲学的视角，医务人员可以更深入地理解患者的心理状态、社会背景和价值观，从而更好地满足患者的需求。这种跨学科的合作，也有助于提高医务人员的专业能力，以便他们在面对复杂的医疗问题时，能够更加准确地诊断和治疗。比如在医学与心理学的合作中，医生和心理学家需要共同制订治疗方案，以确保患者获得最佳的医疗和心理支持。医生可以提供身体上的诊断和治疗，而心理学家则可以提供心理上的评估和支持。这种合作可以确保患者获得全面的治疗，包括身体和心理方面的治疗。医学和心理学之间也可以相互提供教育和培训。医生可以学习心理学知识，以更好地理解和处理患者的心理问题；而心理学家则可以学习医学知识，以更好地理解和处理患者的身体问题。此外，医生和心理学家也可以共同研究疾病和治疗方法，以研发更有效的治疗方案，共同普及健康知识，以提高公众对疾病的认识和预防能力。医学和心理学之间的合作，可以促进全面的医疗保健，提高患者的生活质量和健康水平。

医学与社会学合作时，通过深入挖掘医学进步与社会变革之间的内在联系，可以促进医学和社会学两个学科的交叉融合。例如，研究不同社会背景下的医疗模式和医疗资源分配，以及人们对健康的认知和需求等方面的差异，可以进一步理解医学的进步如何受到社会因素的影响，以及医学如何推动社会的发展，等等。社会学则可以为医学提供关于疾病预防和控制方面的研究思路和方法，例如疾病传播的社会因素、预防措施的社会影响等。另外，医学和社会学还可以共同研究医患关系和医疗纠纷，探讨医患沟通的有效方式、医疗纠纷的解决机制等。同样，医学和社会学也可以合作研究健康政策和公共卫生方面的问题，例如政策对居民健康的影响、公共卫生服务的公平性和可及性等。针对社会老龄化问题，社会学可以为医学提供关于老龄化问题的研究思路和方法，例如关注老年人的健康状况、养老服务的需求和供给等。将医学与社会学进行合作研究，可以促进两个学科的交叉融合，提高医学研究的全面性和广泛性，从而为医学的发展提供更多的思路和方向；同时，也可以为社会学提供更深入的认识，拓宽社会学的研究领域，丰富其内容。

临床实践可以使医务人员有机会将医学知识与人文关怀结合在一起。在实践中，医务人员需要学会倾听、理解患者，并提供关爱和支持。因此，临床实践也是培养医务人员专业能力的关键环节。利用临床实践培养医务人员的专业能力，这是一个系统性的过程，需要多方面的支持和投入。一是，在开始临床实践之前，需要为医务人员设定明确、可衡量的目标。这些目标应该与他们的专业能力提升相关，并能够反映临床实践的需求。二是，要为医务人员提供充分的培训和支持，包括临床技能、理论知识、沟通技巧等方面的培训，确保人员具备足够的技能和知识，以应对临床实践中的挑战。同时，还要为医务人员安排有经验的导师，他们可以提供指导和支持，帮助医务人员解决临床实践中遇到的问题。导师还可以分享自身的经验和知识，帮助医务人员更好地理解和应用医学原理。三是，要为医务人员提供实践机会，使其能够亲身参与患者的诊断和治疗过程。通过实践，医务人员可以更好地理解医学原理，掌握临床技能，并提高解决问题的能力。四是，可定期对医务人员的临床实践进行评估和反馈，帮助他们了解自己的优点和有待改进的领域。评估结果可以作为医务人员专业能力提升的依据，并为相关工作者提供改进的方向。也可鼓励医务人员自主学习和研究，了解最新的医学知识和研究进展。通过阅读相关的文献，医务人员可以增加对疾病和治疗的理解，并将其应用于实践中。可以通过建立激励机制，鼓励医务人员积极参与临床实践并提升专业能力。例如，可以设立奖励制度，表彰在临床实践中表现优秀的医务人员。这些措施，都可以帮助医务人员在临床实践中不断提升自己的专业能力。

再次，反思和评估也是培养专业能力的重要环节。医学人文教育实践中，需要鼓励医务人员对自己的行为和决策进行反思和评估。这有助于他们及时了解自己的不足，并寻求改进。同时，也可以通过评估来衡量他们的专业能力是否得到了提高。在开始反思和评估之前，首先要明确医学人文教育的目标是什么，这可以是提高学生的沟通能力，培养学生的同理心，或提升他们的伦理决策能力等，并确保所有参与者都了解并认同这些目标。然后要定期收集学生、教师和合作伙伴的反馈，以了解教育实践的效果。这可以通过问卷调查、个人访谈或小组讨论等方式来实现。要确保反馈渠道畅通，鼓励各方提出建议和意见。最后需要针对所收集到的数据，进行深入分析，以了解实践的效果。这包括对学生的学习成果、满意度、伦理决策能力等进行量化或质性分析。通过数据，可以发现哪些方法有效，哪些需要改进。将实际发生的情况与预期目标进行比较，找出差距和成功的地方，这有助于确定哪些实践需要继续坚持，哪些需要改进或替换。

根据反思和评估的结果，还需要制订具体的改进计划。这包括确定需要改进的领域、采取的措施和预期的结果等，以确保计划具有可操作性、可衡量性。在实施改进计划后，要持续监控和评估计划的执行情况，以确保改进措施有效并达到预期目标。同时，也要收集新的反馈，以便进一步优化教育实践。可定期组织分享会或研讨会，让教师、学生和合作伙伴分享他们在医学人文教育实践中的经验和教训，这有助于促进团队之间的交流与合作，共同提高医学人文教育的质量。同时，还要鼓励所有人员参与到反思和评估中来，形成一种常态化的评估文化，这有助于提高人们对评估重要性的认识，从而有效促进持续改进和创新。医学人文教育是一个不断发展的领域，因此需要密切关注行业动态和新的研究成果。可定期查阅相关文献，参加专业会议或研讨会，以了解最新的教育理念和方法，从而不断调整和优化教育实践。现代化发展背景下，还要建立合作网络，与同行机构、专家和学者建立合作关系，共同开展反思和评估活动。通过合作，可以共享资源、交流经验，提高医学人文教育的整体水平。这些都可以有效地进行反思与评估，推动医学人文教育的持续改进与发展。

为了提高医学人文教育工作者的专业能力，还需要制定持续教育的方法，为医务人员提供持续教育机会，以保持人员的知识和技能与最新医学进展同步。持续教育可以包括研讨会、讲座、在线课程等，根据医学人文教育的目标和要求，建立完善的课程体系，包括医学伦理学、医学心理学、医学社会学等方面的课程；也可以通过实践活动，如病例讨论、模拟患者等，让学生亲身体验医患沟通、医疗决策等过程，提高医学生的人文素养。

最后，还要鼓励患者参与医学教育和培训过程。患者可以提供宝贵的意见和经验，帮助医务人员更好地理解和满足患者的需求。通过与医务人员的交流，患者可以更加了解自己的病情和治疗方案，从而更好地管理自己的健康。同时，患者还可以学习一些基本的医疗知识，了解如何预防疾病和保持健康的生活方式。这种互动和参与的过程，将有助于建立更加和谐、有效的医患关系。

（三）应用案例分析

某大型综合性医院在医学人文教育方面进行了积极探索，旨在提高医疗服务质量，特别是改善患者体验。该医院在门诊部、住院部和康复中心等部门，开展了以患者为中心的医疗服务改进项目。该项目强调医生与患者之间的沟通、理解和尊重，以及医疗团队之间的协作。在项目实施初期，医生们对于与患者沟通存在疑虑，担心这会花费更多时间，影响工作效率。同时，医疗团队之间的协作也存在问题，各部门之间的沟通不够顺畅。

为解决该问题，医院组织了医学人文教育培训，重点强调了患者权益、医生职业道德、沟通技巧和团队协作等方面。同时，医院也调整了医生绩效考核体系，将患者满意度和医生沟通技巧纳入考核指标。此外，医院还建立了跨部门的协作机制，定期举行会议，分享经验和解决问题。

经过一段时间的实施，医生们逐渐适应了新的工作方式，患者满意度明显提高。医生们反映，与患者进行深入沟通，有助于更好地了解病情和制订治疗方案。同时，跨部门的协作也使得医疗服务更加高效和连贯。这也表明，医学人文教育在培养专业能力方面具有重要意义。通过培训和教育，医生们能够更好地理解患者的需求，提高沟通技巧和团队协作能力。这些因素对于提高医疗服务质量和患者满意度至关重要。这个案例展示了医学人文教育如何培养专业能力并应用于实际工作场景，说明通过不断改进和优化教育内容和方法，可以更好地培养医生的职业素养和综合能力，为患者提供更加优质的医疗服务。除此之外，专业能力的培养和提升，还可以通过跨学科合作、临床实践、案例教学、反思和评估、持续教育、激励机制以及患者参与等方法，以推动医学人文教育中对专业能力的培养。

第三节　教育模式改革策略

随着医学模式的转变，传统的医学教育模式已经无法满足现代医学的需求。"生物—心理—社会"医学模式强调医学对人在生理、心理与社会价值层面的关怀，这要求医学教育必须加强教学改革，以适应这种趋势。医学人文教育是医学教育的重要组成部分，对于培养具备人文素养和医学职业道德的医学人才具有重要意义。通过医学人文教育，可以帮助学生树立正确的价值观、职业观，提高医患沟通能力，增强医学人文关怀意识。然而，当前医学人文教育中存在一些问题，如课程设置不合理、教学方法单一、缺乏实践环节等。因此，进行医学人文教育模式改革势在必行。具体来说，医学人文教育模式改革，应该注重以下几方面。

一是优化课程体系。建立完善的医学人文课程体系，是现代医学教育的重要任务之一。这种课程体系包括医学伦理学、医学心理学、医学社会学等多方面内容，以确保医生具备全面的医学知识和技能，以及深厚的人文素养。医学伦理学是医学人文课程体系中的重要组成部分，主要涉及医生如何处理道德问题，包括如何对待患者、如何保护患者的隐私、如何平衡患者的利益和医疗系统的需求等。通过医学伦理学的学习，医生可以更好地理解道德原则及其在医学实践中的应用，从而在处理复杂的医学情境时，能够做出最合理的决策。医学心理学也是医学人文课程体系中的关键内容，医生需要深入理解患者的心理状态，以便更好地诊断和治疗疾病。医学心理学还涉及医生如何应对压力和情感，以及如何与患者建立信任和合作关系。通过医学心理学的学习，医生可以更好地理解患者的需求和情感，从而提供更加人性化的医疗服务。医学社会学也是医学人文课程体系中的重要方面。医生需要了解社会因素对健康和疾病的影响，以及如何与社会合作来解决医疗问题。医学社会学还涉及医生如何处理医疗资源分配和医疗政策等问题，以确保医疗系统的公正和可持续性。通过医学社会学的学习，医生可以更好地理解社会因素对健康和疾病的影响，从而更好地参与公共卫生和社会变革。建立完善的医学人文课程体系，是满足现代医学需求的重要措施。通过这种课程体系，医生可以更好地理解患者的需求和情感，从而提供更加人性化的医疗服务。同时，这种课程体系还可以帮助医生更好地应对复杂的医学情境，以及更好地参与公共卫生和社会变革。因此，应该加强医学人文课程的建设，以提高医生的医学知识和技能，以及人员的人文素养水平。

二是创新实验教学。可通过实验、实践等方式，让学生亲身体验医患沟通、医学伦理等实际问题，提高其解决实际问题的能力。这是一种非常有效的方法，在实验中，学生可以模拟医生与患者之间的沟通，从而更好地理解医生的言辞和行为如何影响患者。例如，可以让学生扮演医生，与模拟患者进行对话。通过这种方式，学生可以学习如何更好地与患者沟通，并理解患者的需求和感受。此外，学生还可以通过实践，学习医学伦理的实际应用。例如，可以让学生面对一些伦理决策的问题，如是否告诉患者真相、如何平衡患者的利益和医生的职责等。通过这种方式，学生可以更好地理解医学伦理的原则和实际应用，并提高其解决伦理问题的能力。实验和实践等方式，不仅有助于学生更好地理解医患沟通、医学伦理等问题，而且可以提高其解决实际问题的能力。这些方法还可以帮助学生更好地了解医疗行业的实际情况，并提高其对医疗行业的认识和理解。因此，应该鼓励更多的学校和教育机构采用这些方法。

三是强化临床实践。医学人文教育与实践相结合，是培养具备人文关怀精神的医学人才的重要途径。医学人文关怀是指在医学实践中关注患者的心理、社会、文化等多方面需求，以患者为中心，提供全面、人性化的医疗服务。在传统的医学教育中，往往注重医学知识和技能的培养，而忽视了对患者的人文关怀。这种教育方式往往导致医生在面对患者时，只关注疾病本身，而忽视了患者的心理、社会等多方面的需求。这种缺乏人文关怀的医疗服务，往往会给患者带来不必要的痛苦和心理负担。因此，将医学人文教育与实践相结合，让学生在临床实践中感受医学人文关怀的重要性，是培养具备人文关怀精神的医学人才的重要途径。首先，医学人文教育应该注重培养学生的同理心和关爱意识。同理心是指能够站在患者的角度思考问题，理解患者的感受和需求。关爱意识是指能够关注患者的心理、社会等多方面的需求，为患者提供全面、人性化的医疗服务。其次，医学人文教育应该注重培养学生的沟通能力和团队协作精神。良好的沟通能力是医生与患者之间建立信任和合作的基础，团队协作精神则是医生与同事之间相互协作为患者提供优质医疗服务的关键。最后，医学人文教育应该注重实践环节。通过临床实践，学生可以亲身感受医学人文关怀的重要性，学会如何在实践中合理运用人文关怀理念，为患者提供优质的医疗服务。因此，将医学人文教育与实践相结合，是培养具备人文关怀精神的医学人才的重要途径。通过加强同理心和关爱意识的培养、提高沟通能力和团队协作精神、注重实践环节等方式，可以让学生在临床实践中更好地感受医学人文关怀的重要性，从而为患者提供人性化的医疗服务。

四是注重能力评价。建立科学的能力评价体系，对学生的学习成果进行全面、客观的评价，是促进学生全面发展的重要手段。在当今的教育体系中，评价学生的学习成果是至关重要的。然而，传统的单一评价方式，往往只注重学生的知识掌握程度，而忽视了学生其他能力的发展。因此，需要建立科学的能力评价体系，以更全面、客观地评价学生的学习成果。首先，科学的能力评价体系应该包括多方面的评价。除了传统的知识掌握程度评价，还应该包括对学生的思维能力、创新能力、实践能力、人际交往能力等方面的评价。这些能力的评价可以通过多种方式进行，例如观察课堂表现、作业完成情况、实验操作、项目实践、团队合作情况等。其次，科学的能力评价体系应该注重过程评价。过程评价可以更全面地了解学生的学习情况，及时发现并纠正学生在学习过程中出现的问题。同时，过程评价也可以激励学生积极参与学习过程，提高学习效果。最后，科学的能力评价体系应该注重个性化评价。每个学生都有自己的特点和优势，评价应该尊重学生的个性差异，根据学生的实际情况进行评价。这样可以更好地发挥每个学生的潜力，促进其全面发展。建立科学的能力评价体系，是促进学生全面发展的重要方式，应该注重评价的全面性、客观性和个性化，以更好地评价学生的学习成果，促进其全面发展。

五是夯实人文教育。通过加强人文教育，提高学生的文化素养和人文精神，可以培养具备综合素质的医学人才。人文教育是指通过学习人类历史、哲学、艺术等方面的知识，培养学生的文化素养、人文精神、道德品质和综合素质。在医学领域，人文教育的重要性不言而喻。首先，医学是一门充满人文关怀的学科，医生需要具备高度的同情心、责任心和职业道德。其次，医学领域需要不断探索和实践新的医疗技术和方法，而这些技术和方法往往涉及伦理、法律、社会等方面的问题，需要医生具备较高的文化素养和人文精神。在医学教育中，应该增加人文课程的比例，包括文化、历史、哲学、艺术等方面的课程。这些课程可以帮助学生了解人类文化的精髓和价值，培养学生的文化素养和人文精神。最后，除了课堂学习，还应该开展实践活动，如社会实践、志愿服务等。这些活动可以让学生深入了解社会现实和人类需求，培养学生的社会责任感和人文精神。加强师资队伍建设是加强人文教育的重要保障，教师应该具备较高的人文素养和教学能力，能够引导学生深入了解人类文化和社会现实。同时，学校也应该加强对教师的培训和管理，提高教师的教学水平和人文素养。

加强人文教育，对于提高学生的综合素质等方面都具有重要意义。人文教育可以培养学生的文化素养和人文精神，提高学生的道德品质和职业素养。人文教育也可以帮助学生更好地适应社会发展的需要，提高社会适应能力和创新能力。人文教育还可以促进医学领域的可持续发展，推动医学技术的不断进步和创新。由此可见，加强人文教育是提高学生综合素质的重要途径，应该在医学教育中注重人文教育的培养，通过增加人文课程、开展实践活动、加强师资队伍建设等措施，全面提高学生的文化素养和人文精神，以培养出具备综合素质的医学人才，促进人类的健康发展。

第十章 医学人文教育未来发展展望

第一节 医学人文教育的发展现状

（一）医学人文教育的主要内容和教学方法

目前医学人文教育的内容涵盖了伦理学、哲学、文学、社会学、心理学等多个学科领域，旨在提高医学专业人员的人文素养，促进医患关系的和谐发展。其中，医学伦理学是医学人文教育的核心内容之一，主要包括医学伦理原则、医患关系、医疗决策、医疗资源分配等方面的内容。通过学习医学伦理学，医学生能够更好地理解医生的职业道德和职业责任，提高医疗服务质量。同样，医学心理学也是医学人文教育的重要内容之一，主要研究医生和患者的心理状态，包括情绪、信念、态度等方面的内容。至于教学方法，医学人文教育通常采用多种教学方法相结合的方式，包括课堂讲授、案例分析、小组讨论、角色扮演等。这些方法可以帮助学生更好地理解和应用医学人文知识，提高其人文素养和职业能力。

（二）医学人文教育的实施现状、挑战及对策

医学人文教育在当今医学领域中具有举足轻重的地位。主要强调医生除了掌握医学技术外，还需要具备对患者的关怀、对医学伦理的理解以及对社

会、文化和心理因素的全面考虑。然而，尽管医学人文教育的重要性不容忽视，其实施过程却面临诸多挑战。

　　从实施现状来看，多数医学院校已经将医学人文课程纳入了教学计划，这包括医学伦理学、医学心理学、社会医学等。这些课程的设置旨在培养学生的同理心、沟通技巧和批判性思维，使他们能够更好地理解患者的需求和医生的责任。除了理论教学，许多医学院校还通过实践活动，如模拟医疗场景、角色扮演等，让学生亲身体验患者和医生的角色。这种实践教学方式，可以让学生更加深入地了解患者的感受和医生的责任，从而培养他们的同理心和人文关怀意识。此外，越来越多的教师具备医学和人文双重背景，并且能够将医学知识与人文关怀有机结合，为学生提供全面的教育。这些教师不仅关注学生的医学知识掌握情况，还注重培养他们的人文素养和职业操守。医学人文教育的实施，对于提高医生的人文素养和职业操守具有重要意义。医生不仅需要掌握医学知识，还需要具备同理心、沟通技巧和批判性思维等人文素养，以便更好地理解患者的需求，并为患者提供更好的医疗服务。因此，要通过实践活动和具备双重背景的教师，来共同培养学生的同理心、沟通技巧和批判性思维。这些措施有助于提高医生的人文素养和职业操守，为患者提供更好的医疗服务。

　　从挑战来看，尽管医学人文课程已被广泛设置，但课程在深度和广度上仍存在不足。这主要表现在以下几方面。首先，一些学校可能更注重伦理原则的灌输，而忽视了对患者心理、社会和文化背景的全面考虑。这种偏重伦理教育的做法，虽然在一定程度上有助于培养医生的道德素质，但忽略了医学人文教育中的多元化和综合性。其次，医学人文课程的内容和形式可能过于单一，缺乏多样性和创新性。一些学校可能只是简单地开设了一些人文社科类的课程，而没有将医学人文教育融入医学教育的全过程。最后，一些课程可能只是以理论讲授为主，缺乏实践性和互动性，无法真正激发学生的学习兴趣和思考能力。

　　为了解决这些问题，需要从几方面入手。首先，需要加强对患者心理、社会和文化背景的全面考虑。在医学人文教育中，需要多关注患者的情感、心理、社会和文化背景，以及这些因素对疾病和治疗的影响。只有这样，才能更好地理解患者，提供更加人性化的医疗服务。其次，需要丰富医学人文课程的内容和形式。除了开设一些人文社科类的课程外，还可以通过案例分析、角色扮演、小组讨论等方式，让学生更加深入地了解患者的需求和问题。此外，还可以通过实践性的活动，如社区服务、义诊等，让学生更加直观地了解医疗工作的实际情况和挑战。最后，需要加强对医学人文教育的评估和反馈。只有通过评估和反馈，才能了解学生的学习情况和需求，及时调整教学内容和形式，提高医学人文教育的质量。尽管医学人文课程已被广泛设置，但在课程深度和广度上仍存在不足。只有加强对患者心理、社会和文化背景的全面考虑，丰富医学人文课程的内容和形式，并加强对医学人文教育的评估和反馈，才能培养出更加人性化、全面化的医学人才，为患者提供更加优质的医疗服务。

虽然实践活动被广泛认为是一种有效的教学方法，但在实际的教育环境中，许多学校仍然更倾向于采用传统的讲授方式。这种方式往往以教师为中心，注重知识的传递，而忽视了学生的主动性和实践能力的培养。传统的讲授方式可能无法激发学生的学习兴趣，因为这种教学方式缺乏互动和实践性。学生只是被动地接受知识，而没有机会主动探索、实践和反思。长此以往，学生可能会感到枯燥乏味，失去学习的动力和兴趣。此外，传统的讲授方式也可能无法培养人员的实际操作能力。仅仅通过听讲和记忆，学生很难真正掌握实际操作技能。只有通过实践活动，学生才能亲身体验、实践并掌握操作技能。因此，尽管许多学校仍然采用传统的讲授方式，但为了提高教育质量，培养具有实践能力和创新精神的人才，学校应该积极推广实践活动这种有效的教学方法。同时，教师也应该注重学生的主动性和实践性，鼓励学生积极参与实践活动，培养人员的实际操作能力，树立创新意识与精神。

尽管越来越多的教师具备双重背景，但他们的数量仍然远远不能满足所有医学院校的需求。随着医学领域的不断发展，对具备双重背景的教师的需求也越来越高，这使得医学院校面临着巨大的挑战。此外，一些教师可能缺乏实践经验和有效的教学方法，这也会影响教学效果。尽管教师可能拥有深厚的学术背景和专业知识，但如果没有足够的实践经验和有效的教学方法，他们也可能无法有效地传授知识，帮助学生掌握实际技能。为了解决这个问题，医学院校应该加强对教师的培训和发展，提高他们的实践经验，使其掌握有效的教学方法。同时，医学院校也应该积极引进具备双重背景的教师，以满足不断增长的需求。此外，医学院校还可以通过与其他医疗机构合作，为学生提供更多的实践机会，帮助相关人员更好地掌握实际技能。同时，医学院校也可以通过改进教学方法和手段，增强教学效果，帮助学生更好地掌握知识和技能。为了增强教学效果，合理满足不断增长的需求，医学院校应该加强对教师的培训，积极引进具备双重背景的教师，并为学生提供更多的实践机会，不断改进教学方法和手段。

目前，医学人文教育的评价体系尚不完善。如何评价学生的学习成果、如何确保教学质量等问题，仍需进一步探讨。为了应对这些挑战，可以采取以下措施。

在课程设置上，不仅要注重伦理原则的传授，还要加强对学生同理心、沟通技巧和文化敏感性的培养。同时，应鼓励学校根据本地文化和医疗环境开发特色课程。为了加强对学生同理心、沟通技巧和文化敏感性的培养，可以采取多种方式。因此，可以在课程中增加一些与医学伦理、文化敏感性和沟通技巧相关的内容。例如，可以介绍一些与医学伦理相关的案例，让学生了解医学伦理的重要性，并学习如何在实践中遵守医学伦理。还可以介绍一些与文化敏感性相关的内容，让学生了解不同文化背景下的患者需求，并学习如何与不同文化背景的患者进行有效的沟通。同时，还可以鼓励学生参与一些实践活动，例如志愿者活动或实习活动。这些活动可以让学生更好地了解患者的需求，并学习如何与患者进行有效的沟通。此外，还可以为学生提供一些与医学伦理、文化敏感性和沟通技巧相关的培训课程，例如演讲技巧培训、文化敏感性培训等。除了以上措施，还应该鼓励学校根据本地文化和医疗环境开发特色课程。这是因为不同地区的文化和医疗环境都有所不同，因此需要根据当地的情况来开设相应的课程。例如，在一些地区，患者可能更注重中医的治疗方式，可以将中医的相关内容纳入课程。在一些地区，患者可能更注重心理治疗的方式，则可以将心理治疗的相关内容纳入课程。课程设置中，需要注重伦理原则的传授，加强对学生同理心、沟通技巧和文化敏感性的培养。同时，还需要鼓励学校根据本地文化和医疗环境开发特色课程，以便更好地为当地的患者提供医疗服务。

还应建立全面的评价体系，这也是医学教育中的一项重要任务。为了培养出优秀的医学人才，需要从多方面来评价学生的学习成果。首先，理论考试是评价学生知识掌握程度的重要方式。通过考试，可以了解学生对医学知识的理解和记忆程度。同时，考试还可以促使学生更加认真地学习，增强学习效果。其次，实践活动表现也是评价学生能力的重要方面。医学是一门实践性很强的学科，学生需要通过实践活动，来充分锻炼自己的技能和能力。因此，应该在评价中充分考虑学生的实践活动表现，包括实验、见习、实习等方面的表现。再次，医患关系也是评价学生职业素养的重要方面。医生需要具备良好的沟通能力和医德医风，才能够更好地为患者服务。因此，应该在评价中充分考虑学生的医患关系表现，包括与患者沟通、处理医患矛盾等方面的表现。最后，除了以上几方面，还需要定期对教学计划和课程设置进行评估和调整。随着医学领域的不断发展和进步，需要不断更新教学内容和方法，以确保其适应性和有效性。同时，还需要根据学生的反馈和评价结果，及时调整教学计划和课程设置，提高教学效果和质量。

（三）医学人文教育的成功案例和经验

医学人文教育在当今医疗环境中变得越来越重要，不仅有助于培养医生的道德观念和人文素养，还能提高医生与患者之间的沟通质量，从而改善医疗效果。下面将介绍一些医学人文教育的成功案例，并分析其经验。

案例一：某医学院开展"人文医生"培养计划

近年来，随着医学技术的不断进步，人们对医学人文教育的重视程度也逐渐提高。医学人文教育不仅关系到患者的利益，也关系到医生的职业素养和职业道德。因此，该医学院积极响应这一趋势，开展了"人文医生"培养计划。该计划涵盖了医学伦理、医患沟通、医疗法律法规等多方面，旨在通过多种方式使学生深入理解医学人文知识，并将其应用于实践中。具体而言，该计划包括课堂讲解、案例分析、实践演练等多种教学方式。通过这些方式，学生可以更加深入地了解医学人文知识，并掌握实际操作技能。经过几年的实施，该计划取得了显著成效。学生的医学人文素养得到了提高，医生与患者之间的关系也得到了改善。具体而言，学生更加注重患者的心理需求和情感体验，更加关注医疗过程中的伦理和道德问题。同时，医生与患者之间的沟通也更加顺畅，医疗纠纷和投诉的数量也有所减少。这一计划的成功实施，不仅提高了学生的医学人文素养，也为医疗行业培养了一批具备高尚职业道德和人文精神的医生。这对于改善医疗环境、提高医疗服务质量、促进医患关系的和谐发展都具有重要的意义。该医学院校的"人文医生"培养计划是一项非常有意义的举措，不仅提高了学生的医学人文素养，也为医疗行业培养了一批具备高尚职业道德和人文精神的医生。随着这一计划的不断推进和完善，未来的医疗服务将更加人性化、专业化和高效化。

案例二：某医院开展"人文关怀"活动

某医院在长期的医疗实践中发现，许多患者不仅仅需要治疗疾病，更需要得到关心和关注。这些患者常常因为疾病而感到孤独、无助和焦虑，他们需要更多的支持和关注来帮助自己渡过难关。为了满足患者的需求，该医院决定开展人文关怀活动。这些活动包括为患者提供心理支持、社会援助、康复指导等多方面服务。心理支持可以帮助患者缓解焦虑、抑郁等情绪问题，提高患者的心理健康水平；社会援助可以为患者提供经济、生活等方面的帮助，减轻患者的负担；康复指导可以帮助患者更好地恢复身体健康，减少并发症。通过这些人文关怀活动，医生不仅仅关注患者的疾病治疗，也关注患者的全面身心健康。医生们会与患者建立良好的沟通关系，了解他们的需求和问题，并提供个性化的治疗方案。这种关注患者的身心健康的治疗方式，不仅提高了治疗效果，也提高了患者满意度。该医院开展的人文关怀活动不仅是一种医疗服务，还可以帮助患者更好地应对疾病带来的挑战，提高患者的生活质量。同时，这种关怀也体现了医生对患者的人道主义精神，增强了医生与患者之间的信任和合作。

通过对以上实践经验的分析，主要可以从四方面总结医学人文教育的经验。一是注重理论与实践相结合。成功的医学人文教育，需要注重理论与实践相结合。在课堂讲解的基础上，应该加强实践演练和案例分析，使学生能够将所学知识应用于实践。同时，应该鼓励学生参与实践活动，如志愿者服务等，以提高学生的社会责任感和人文素养。二是采用多元化教学方式。医学人文教育应该采用多元化教学方式，如课堂讲解、小组讨论、角色扮演、案例分析等。这些教学方式可以激发学生的学习兴趣和积极性，提高教学效果。同时，应该注重学生的个性差异和需求差异，采用不同的教学方式，以满足不同学生的需求。三是强调医患沟通技巧。医患沟通是医学人文教育的重要组成部分，医生需要掌握良好的沟通技巧，以便更好地与患者交流和沟通。在医学人文教育中，应该注重培养学生的沟通技巧和表达能力，包括倾听、理解、解释、安慰等多方面内容。同时，应该加强医患沟通实践训练，提高学生的沟通能力和自信心。四是强调医学伦理和职业道德。医学伦理和职业道德是医学人文教育的核心内容，医生需要具备高度的道德观念和职业操守，以便更好地履行职责和使命。在医学人文教育中，应该注重培养学生的医学伦理和职业道德观念，包括尊重生命、关爱患者、维护医患权益等多方面内容。同时，应该加强医德医风教育和实践训练，提高学生的职业素养和道德水平。成功的医学人文教育，需要注重理论与实践相结合，采用多元化教学方式，强调医患沟通技巧，加强培养医学伦理和职业道德。通过不断探索和积累实践经验，可以不断完善医学人文教育体系，提高医生的人文素养和服务质量。

第二节　未来医学人文教育的需求分析

（一）社会对医学人文教育的需求

现如今，社会对医学人文教育的需求体现在多方面，如医学生的人文素养、医学生的职业道德、医学生的社会责任感等。从提升医学生的人文素养来说，现代医学模式已经从传统的生物医学模式向"生物—心理—社会"医学模式转变，这一转变标志着医学领域对于人类健康的认知更加全面和深入。在传统的生物医学模式下，医生主要关注患者的生理疾病和病理过程，而忽视了患者的心理和社会背景对疾病的影响。然而，随着医学模式的转变，医生需要更加全面地了解患者，包括其心理状态、社会背景和生活方式等方面。为了适应这一转变，医生不仅需要具备医学知识和技能，还需要具备一定的人文素养。人文素养是指医生对人类文化、价值、伦理等方面的理解和尊重，以及对患者的人文关怀和关注。加强医学人文教育，提升医学生的人文素养，是培养全面发展的医学人才的重要途径。首先，加强医学人文教育可以培养医学生的职业素养和人文精神。医生作为医疗行业的从业者，不仅需要具备专业的医学知识和技能，还需要具备高尚的职业素养和人文精神。通过加强医学人文教育，可以让医学生更加深入地了解医学的本质和目的，以及医生职业的责任和使命，从而培养其职业素养和人文精神。其次，加强医学人文教育可以提升医学生的沟通能力和人际交往能力。在医疗实践中，医生需要与患者进行有效的沟通和交流，以了解患者的病情和需求。通过加强医学人文教育，可以让医学生更加注重沟通技巧和人际交往能力，从而更好地与患者建立信任和合作关系。最后，加强医学人文教育可以促进医学领域的创新和发展。在医学领域，创新和发展是不断推动医学进步的重要动力。通过加强医学人文教育，可以让医学生更加注重创新思维和跨学科合作，从而为医学领域的创新和发展做出更大的贡献。要在医学教育中注重人文教育的融入，让医学生在掌握医学知识和技能的同时，也具备高尚的职业素养和人文精神。

从增强医学生的职业道德来说，医生作为救死扶伤的职业，肩负着巨大的责任和使命，不仅需要具备专业的医学知识和技能，更需要具备高度的职业道德。医学人文教育作为培养医学生职业道德的重要途径，对于医学生的成长和未来职业发展具有重要意义。首先，医学人文教育可以帮助医学生树立正确的价值观和职业操守。在医学领域，价值观和职业操守是至关重要的，医生需要具备高度的责任心和使命感，始终以患者为中心，全心全意为患者服务。通过医学人文教育，医学生可以深入了解医学领域的价值观和职业操守，明确自己的职业目标和责任，从而更好地履行医生的职责。其次，医学人文教育可以增强医学生的职业道德意识。职业道德是医生行为的准则和规范，是医疗质量和安全的重要保障。通过医学人文教育，医学生可以深入了解职业道德的重要性，明确自己的行为准则和规范，从而更好地遵守职业道德，为患者提供优质的医疗服务。最后，医学人文教育可以帮助医学生更好地履行医生的职责。医生的职责是救死扶伤，为患者提供优质的医疗服务。通过医学人文教育，医学生可以深入了解患者的需求和心理，掌握与患者沟通的技巧和方法，从而更好地与患者沟通，为患者提供个性化的治疗方案。同时，医学人文教育还可以帮助医学生更好地应对医疗纠纷和挑战，提高应对能力和心理素质。通过加强医学人文教育，可以提高医学生的职业素养和道德水平，为患者提供更加优质的医疗服务。同时，也可以促进医疗行业的健康发展和社会和谐稳定。因此，应该重视医学人文教育的作用和价值，加强对其投入和支持。

从培养医学生的社会责任感来说，医学人文教育是医学教育中不可或缺的一部分，它注重培养医学生的社会责任感，使他们意识到自己的职业使命，积极参与社会公益事业，为社会做出贡献。这种教育不仅有助于提高医学生的专业素养，还有助于培养人员的社会责任感和公民意识。首先，医学人文教育强调医学生的社会责任感。医生作为社会的重要成员，需要承担起维护人类健康和福祉的责任。通过医学人文教育，医学生可以了解社会问题的复杂性和多样性，并学会从社会角度思考和解决问题。这种教育有助于培养医学生的社会责任感，使他们意识到自己的职业使命，积极参与社会公益事业。其次，医学人文教育有助于培养医学生的公民意识。作为未来的医生，医学生需要了解自己的权利和义务，并积极参与社会公共事务。通过医学人文教育，医学生可以了解社会政治、经济、文化等方面的知识，并学会如何与不同背景的人沟通和合作。这种教育有助于培养医学生的公民意识，使他们成为具有社会责任感和公共意识的公民。最后，医学人文教育还有助于提高医学生的专业素养。医学是一门高度专业化的学科，医生需要具备丰富的医学知识和技能。然而，仅仅掌握医学知识是不够的，医生还需要具备人文素养和人际交往能力。通过医学人文教育，医学生可以了解医学伦理、医学心理学、医学社会学等方面的知识，并学会如何与患者和同事沟通合作。这种教育有助于提高医学生的专业素养，使他们成为更加优秀的医生。通过这种教育，医学生可以了解社会的复杂性和多样性，并学会从社会角度思考和解决问题。同时，这种教育还有助于提高医学生的专业素养和人际交往能力。因此，应该重视医学人文教育的发展和完善，努力培养更加优秀的医生。

社会对医学人文教育需求的原因，主要分为两大类。一类是医学模式的转变。随着医学模式的转变，医生需要具备更全面的人文素养和综合能力。传统的医学教育模式已经无法满足现代医学的需求，因此需要加强医学人文教育。首先，医学人文教育是培养医生全面素养的重要途径。在现代医学中，医生不仅需要掌握医学知识和技能，还需要具备丰富的人文素养和强大的综合能力。医生需要了解患者的心理、社会和文化背景，以便更好地诊断和治疗疾病。同时，医生还需要具备与患者沟通、协作和团队合作的能力，以便更好地为患者提供全面的医疗服务。其次，医学人文教育是提高医疗质量的重要保障。在现代医学中，医疗质量不仅取决于医生的医学知识和技能，还取决于医生的人文素养和综合能力。医生需要具备高度的责任心和敬业精神，以便更好地为患者提供优质的医疗服务。同时，医生还需要具备创新能力和批判性思维，以便更好地应对复杂的医疗问题。最后，医学人文教育是推动医学发展的重要动力。在现代医学中，医学发展不仅取决于医学知识和技术的进步，还取决于医生的人文素养和综合能力。医生需要具备创新意识和探索精神，以便更好地推动医学的发展。同时，医生还需要具备跨学科合作的能力，以便更好地与其他领域的专家合作，共同推动医学的发展。因此，加强医学人文教育是现代医学教育的必然趋势。可以从多方面入手，包括增加人文课程设置、提高教师的人文素养、加强实践教学等，培养具备全面人文素养和综合能力的优秀医生。

另外一类则是社会对医生的期望。随着医学技术的不断进步，人们对医生的期望也在不断提高。除了治疗疾病，医生还需要关注患者的心理和社会需求。这需要医生具备更加全面、综合的医学知识和技能，以满足患者的人性化和个性化需求。医学人文教育是培养医生具备这些能力和素质的重要途径。通过加强医学人文教育，医生可以更加深入地了解患者的心理和社会需求，从而更好地满足患者的需求。同时，医学人文教育还可以提高医生的职业道德和人文素养，使医生更加注重患者的尊严和权益。为了加强医学人文教育，需要采取一系列措施。首先，需要完善医学人文教育的课程体系，将医学人文教育纳入医学教育的核心课程，并注重实践性和应用性。其次，需要加强医学人文教育的师资队伍建设，提高教师的专业素养和教学能力。最后，还需要加强医学人文教育的实践环节，让学生在医疗实践中感受和理解医学人文精神。通过完善课程体系、加强师资队伍建设和加强实践环节等措施，可以培养出更加全面、综合的医学人才，为患者提供更加人性化、个性化的医疗服务。

社会对医学人文教育的需求日益增加。为了满足这一需求，需要加强医学人文教育，提升医学生的人文素养、职业道德和社会责任感。这将有助于培养全面发展的医学人才，为社会提供更高质量的医疗服务。同时，这也是医学教育改革和发展的重要方向。

（二）医疗机构对医学人文教育的需求

随着医疗技术的不断进步，医疗机构对于医学人文教育的需求也日益凸显。医学人文教育不仅关乎医疗人员的专业素养，更直接关系到患者的医疗体验和医疗质量。随着医疗技术的不断进步，医疗机构对于医学人文教育的需求也日益凸显。医学人文教育的内涵强调尊重生命、关注患者心理、注重医患沟通，以提升医疗人员的职业素养和医疗服务质量。医疗机构对医学人文教育的需求，主要体现在以下几方面。

一是提升医疗质量。医学人文教育有助于提高医疗人员的职业素养，使他们更加关注患者的需求，从而提供更优质的医疗服务。通过加强医学人文教育，医疗机构能够减少医疗差错，提高患者满意度，进而促进医疗行业的持续发展。首先，医学人文教育有助于提高医疗人员的职业素养。在医学领域，职业素养不仅包括医学知识和技能，还包括道德、伦理等方面的素养和沟通能力。通过医学人文教育，医疗人员能够深入了解患者的需求和心理，掌握与患者沟通的技巧和方法，从而更好地为患者提供服务。同时，医学人文教育还能够培养医疗人员的团队合作精神和协作能力，使他们能够在工作中更好地与同事合作，提高工作效率和质量。其次，医学人文教育能够使医疗人员更加关注患者的需求。在医疗过程中，患者往往处于被动地位，患者的需求和感受往往被忽视。而医学人文教育强调以患者为中心的服务理念，要求医疗人员关注患者的需求和感受，尊重患者的权利和尊严。通过加强医学人文教育，医疗人员能够更好地了解患者的需求和感受，从而提供更加个性化的医疗服务，提高患者的满意度和信任度。最后，加强医学人文教育能够减少医疗差错并提高患者满意度。在医疗过程中，医疗差错是不可避免的，但是通过加强医学人文教育，医疗人员能够更加注重细节和规范操作，减少医疗差错的发生。同时，通过关注患者的需求和感受，医疗人员能够更好地与患者沟通，建立信任关系，从而提高患者满意度。因此，医学人文教育在医疗领域中具有重要的作用。通过加强医学人文教育，医疗机构能够提高医疗人员的职业素养，从而对患者的需求更加关注，并提供更优质的医疗服务，促进医疗行业的持续发展。因此，应该重视医学人文教育在医疗领域中的地位和作用，加强医学人文教育的实施和推广，为患者提供更加优质的医疗服务。

二是促进医患沟通。良好的医患沟通是医疗服务的关键，这一点已经得到了广泛的认可。在医疗实践中，医生与患者之间的沟通是至关重要的，不仅有助于建立信任，还能提高诊断的准确性和治疗效果。医学人文教育在培养医疗人员的沟通技巧方面发挥着重要作用。通过人文教育，医疗人员能够更好地理解患者的情感和需求，掌握有效的沟通技巧，如倾听、表达和解释等。这使他们能够更好地与患者进行沟通，了解患者的疑虑和需求，从而做出更准确的诊断和治疗。医学人文教育强调的是对患者的关注和尊重。医疗人员需要学会关注患者的情感和心理状态，尊重患者的意愿和选择，并理解患者的文化和背景。这些因素都会影响患者的就医体验和治疗效果。此外，医学人文教育还注重培养医疗人员的同理心和同情心。同理心是指能够站在患者的角度思考问题，理解患者的感受和需求；同情心则是指对患者的痛苦和困难表示关注。这些品质都有助于建立良好的医患关系，优化治疗效果。除了以上提到的方面，医学人文教育还注重培养医疗人员的沟通技巧和语言表达能力。在医疗实践中，医生需要清晰、准确地表达自己的诊断和治疗方案，同时也需要倾听和理解患者的诉求和疑虑。这些能力都需要通过医学人文教育来培养和提高。由此可见，良好的医患沟通是医疗服务的关键，而医学人文教育在培养医疗人员的沟通技巧方面发挥着重要作用。通过人文教育，医疗人员能够更好地理解患者，建立信任，提高诊断准确性，优化治疗效果。因此，应该重视医学人文教育的发展和应用，为医疗服务提供更好的支持和保障。

三是增强伦理意识。医学人文教育强调伦理道德的重要性，使医疗人员能够始终坚守职业道德，尊重患者权益，维护医疗公正。在现代医学中，随着科技的不断进步，医学人文教育的重要性越来越突出。首先，医学人文教育有助于培养医疗人员的职业道德。医疗工作是一项具有高度责任性的工作，需要医疗人员具备高度的职业道德和责任心。医学人文教育通过教授医疗伦理、医德医风等方面的知识，使医疗人员能够明确自己的职责和使命，始终坚守职业道德，为患者提供优质的医疗服务。其次，医学人文教育有助于尊重患者权益。医疗人员的工作对象是患者，他们需要尊重患者的权益和尊严。医学人文教育强调以人为本的医疗服务理念，要求医疗人员关注患者的心理、社会、文化等多方面的需求，为患者提供全面的医疗服务。最后，医学人文教育有助于维护医疗公正。医疗公正是指医疗资源的公平分配和医疗服务的公正提供。医学人文教育通过教授医疗伦理、医疗法规等方面的知识，使医疗人员能够明确自己的职责和使命，遵守医疗法规和伦理规范，为患者提供公正的医疗服务。在现代医学中，随着科技的不断进步，医学人文教育的重要性越来越突出。因此，应该加强对医学人文教育的重视和投入，努力培养优秀的医疗人才。

四是培养团队合作精神。医学人文教育有助于培养医疗人员的团队合作精神，使他们能够在工作中相互支持、协作，共同为患者提供优质的医疗服务。医学人文教育在培养医疗人员的团队合作精神方面，同样发挥着至关重要的作用。首先，医学人文教育注重培养医疗人员的沟通技巧和人际交往能力。在医疗工作中，医生、护士、技师等不同岗位的医疗人员需要紧密合作，共同完成患者的诊疗过程。因此，良好的沟通技巧和人际交往能力是医疗人员必备的素质。医学人文教育通过教授医疗人员如何倾听、理解、尊重患者和同事的意见，以及如何有效地表达自己的观点和需求，帮助他们建立良好的工作关系。其次，医学人文教育强调团队合作的重要性。在医疗工作中，每个医疗人员都有自己的专业知识和技能，但只有通过团队合作，才能充分发挥每个人的优势，为患者提供最佳的医疗服务。医学人文教育通过教授医疗人员如何与同事协作、分享经验和知识，以及如何共同解决问题，帮助他们建立团队合作的精神。此外，医学人文教育还注重培养医疗人员的职业道德和职业素养。医疗工作是一项具有高度责任性和专业性的工作，医疗人员需要具备高度的职业道德和职业素养。医学人文教育通过教授医疗人员如何尊重患者、保护患者隐私、遵守医疗伦理规范等，帮助他们树立正确的职业观念和价值观。由此可见，医学人文教育在培养医疗人员的团队合作精神方面，发挥着至关重要的作用。通过强调人与人之间的相互尊重、理解和合作，以及团队合作的重要性，医学人文教育能够帮助医疗人员建立良好的工作关系。

在加强医学人文教育时，可以考虑以下措施。首先是完善课程体系。医学院校应将医学人文教育纳入课程体系，确保医学生在校期间接受全面的人文教育。同时，医疗机构还应定期组织培训，为在职医疗人员提供持续的人文教育。医学院校在医学教育中扮演着重要的角色，不仅需要传授医学知识，还需要培养医学生的医学人文素养。医学人文教育是医学教育的重要组成部分，主要涵盖了医学伦理、医学法律、医学心理学、医学社会学等多方面。通过医学人文教育，医学生可以更好地理解患者的需求和感受，更好地掌握医患沟通技巧和处理医患关系的能力。同时，医学人文教育还可以培养医学生的职业素养和道德观念，使他们更加关注患者的健康和福祉。为了确保医学生在校期间接受全面的人文教育，医学院校应该制定科学合理的课程体系。这套课程体系应该包括必修课程和选修课程，涵盖医学伦理、医学法律、医学心理学、医学社会学等多方面。同时，医学院校还应该注重实践教学的环节，通过案例分析、角色扮演等方式，让医学生更好地掌握医患沟通技巧和处理医患关系的能力。除了在校期间的医学人文教育，医疗机构还应该定期组织培训课程，为在职医疗人员提供持续的人文教育。在职医疗人员是医疗体系的中坚力量，需要不断更新自己的知识和技能，以适应不断变化的医疗环境。通过定期的培训课程，医疗人员可以学习到最新的医学人文知识和技能，提高自己的职业素养和道德观念。

其次是强化师资力量。优秀的教师是医学人文教育的关键，这是无可争议的事实。医学人文教育是医学领域中不可或缺的一部分，涉及对患者的关爱、对生命的尊重以及对医学技术的伦理和道德方面的考虑。因此，优秀的教师不仅需要具备专业知识和技能，还需要具备深厚的人文素养和教学能力。为了实现这一目标，医学院校应该采取一系列措施，积极引进具有人文背景的教师。这些教师不仅需要具备相关学科的知识，还需要具备丰富的人文素养和教学经验，可以通过参加相关培训、学术会议以及与其他教师交流等方式，不断提高自己的教学水平和人文素养。医学院校应该加强对现有教师的培训。许多教师可能没有接受过系统的人文教育，因此需要接受相关的培训和指导。这些培训可以包括人文教育的基本概念、教学方法、案例分析等方面，以帮助教师更好地理解和掌握人文教育的核心内容。此外，医学院校还可以组织一些实践活动，如患者交流会、医学伦理案例分析等，让教师更好地了解患者的需求和医学伦理的重要性。这些活动可以帮助教师更好地理解人文教育的实际应用，并提高他们的教学水平和人文素养。医学院校应该建立一套完善的评价机制，对教师的教学水平和人文素养进行评估。这可以帮助教师了解自己的不足之处，并采取相应的措施加以改进；同时，教师也可以为医学院校提供反馈，帮助它们更好地制定和实施相关政策。优秀的教师是医学人文教育的关键，医学院校应该采取一系列措施，引进具有丰富人文背景的教师、加强对现有教师的培训、组织实践活动以及建立完善的评价机制，以提高医学人文教育的质量和水平。

再次，实践与反思也是至关重要的一环。医疗机构应鼓励医疗人员在实践中应用人文知识，同时通过反思和讨论，不断提升自己的职业素养和服务质量。此外，医疗机构还可以组织案例分析、角色扮演等活动，让医疗人员在实际情境中锻炼沟通技巧和伦理意识。医疗机构在提高医疗人员职业素养和服务质量方面，应该积极鼓励他们在实践中应用人文知识。为了实现这一目标，医疗机构可以采取多种措施。首先，医疗机构可以组织案例分析、角色扮演等活动，让医疗人员在实际情境中锻炼沟通技巧和伦理意识。这些活动可以帮助医疗人员更好地理解患者的需求和感受，提高人员的沟通能力和伦理意识。其次，医疗机构可以加强对医疗人员的培训和教育，提高人员的人文素养和职业素养。通过培训和教育，医疗人员可以了解更多的人文知识，掌握更多的沟通技巧，更好地为患者服务。最后，医疗机构还可以建立完善的激励机制，鼓励医疗人员积极应用人文知识。例如，医疗机构可以设立奖励机制，对在实践中应用人文知识并取得良好效果的医疗人员进行表彰和奖励。这些奖励可以激励更多的医疗人员积极应用人文知识，提高自己的职业素养和服务质量。

最后可建立激励机制。医疗机构作为医学人文教育的重要场所，应该建立相应的激励机制，以表彰在医学人文教育方面表现突出的医疗人员，激发相关人员参与医学人文教育的积极性和热情。这种激励机制不仅可以提高医疗人员的职业素养和人文素养，还可以促进医疗机构的可持续发展。首先，医疗机构应该设立明确的评价标准，对医疗人员在医学人文教育方面的表现进行客观、公正的评价。评价标准应该包括医疗人员的职业素养、人文素养、沟通能力、团队协作能力等多方面，以确保评价结果的全面性和准确性。其次，医疗机构应该设立相应的奖励机制，对在医学人文教育方面表现突出的医疗人员进行表彰和奖励。这些奖励可以是物质奖励，也可以是精神奖励，如颁发荣誉证书、授予荣誉称号等。同时，医疗机构还可以将医学人文教育成果作为评价医疗人员绩效的重要指标，将医学人文教育纳入医疗人员的职业发展规划中。最后，医疗机构还可以通过多种方式推动医学人文教育的深入开展。例如，可以定期组织医学人文教育讲座、研讨会等活动，提高医疗人员对医学人文教育的认识和重视程度；可以加强医疗人员之间的交流与合作，共同探讨医学人文教育的实践方法和经验；还可以鼓励医疗人员参与社会公益活动，提高他们的社会责任感和人文素养。总之，医疗机构应该建立相应的激励机制，表彰在医学人文教育方面表现突出的医疗人员，激发他们参与医学人文教育的积极性和热情。同时，医疗机构还应该将医学人文教育成果作为评价医疗人员绩效的重要指标，推动医学人文教育的深入开展。只有这样，才能提高医疗人员的职业素养和人文素养，促进医疗机构的可持续发展。如今，医疗机构对医学人文教育的需求日益迫切，通过加强医学人文教育，医疗机构能够提升医疗质量，促进医患沟通，增强伦理意识并培养团队合作精神。因此，医疗机构应采取有效措施加强医学人文教育，为患者提供更优质的医疗服务。

（三）医学生对医学人文教育的需求

医学不仅仅是对疾病的诊断和治疗，更是一种对人类生命、健康和尊严的保护。随着医学技术的飞速发展，医学人文教育逐渐成为医学教育不可或缺的一部分。医学人文教育关注的是医学生的道德、伦理、社会和人文素质的培养。目前医学生对医学人文教育的需求主要表现在以下几方面。

一是提高医疗质量。随着医疗技术的不断进步，患者对医疗质量的要求也在不断提高。在这个背景下，医学人文教育的重要性日益凸显。医学人文教育的目标是培养具有高尚医德、精湛医术和人文关怀能力的医学人才，以满足患者对高质量医疗服务的需求。首先，医学人文教育可以帮助医学生更好地理解患者。在医学实践中，医生需要与患者进行有效的沟通，了解患者的病史、症状和需求。通过医学人文教育，医学生可以学习如何与患者建立信任关系，掌握沟通技巧和倾听能力，从而更好地理解患者的感受和需求。其次，医学人文教育可以提高医疗质量。医生在诊断和治疗过程中需要综合考虑患者的生理、心理和社会因素。通过医学人文教育，医学生可以学习如何关注患者的心理和社会需求，从而制订更加全面、个性化的治疗方案。这不仅可以提高治疗效果，还可以减少医疗纠纷和投诉。最后，医学人文教育可以提高患者的满意度。在医疗实践中，患者的满意度是衡量医疗质量的重要指标。通过医学人文教育，医学生可以学习如何关注患者的需求和感受，从而提供更加人性化、温馨的医疗服务。这不仅可以提高患者的满意度，还可以增强患者对医生的信任和尊重。从这里可以看出，医学人文教育是提高医疗质量、提高患者满意度的重要途径。在未来的医疗实践中，应该更加重视医学人文教育，培养更多具有高尚医德、精湛医术和人文关怀能力的医学人才，为患者提供更加优质、人性化的医疗服务。

二是培养医德意识。医德，作为医生最基本的职业素养，是医学人文教育的核心内容。在现代医学教育中，医德教育的重要性日益凸显，不仅关系到患者的生命健康，也关系到医生的职业形象和社会的和谐稳定。医学生对医德意识的培养有着强烈的需求。在医学教育中，除了专业知识的学习，医德教育同样不可或缺。医德教育不仅培养医学生对患者的关爱、尊重和同情心，还培养他们对医学事业的热爱和敬业精神。只有具备了这些素质，才能真正成为一名优秀的医生。为了加强医德教育，医学教育机构应该采取多种措施。首先，应该将医德教育纳入课程体系，通过课堂教学、实践活动等多种形式，让学生深入了解医德的重要性。其次，应该加强师资队伍建设，提高教师的医德素养，为学生树立良好的榜样。再次，还可以通过举办讲座、研讨会等活动，让学生了解医学前沿动态和医德案例，增强学生的医德意识。最后，在实践中，医德教育同样需要得到重视。医生在临床实践中应该始终保持对患者的高度关注和同情心，遵守职业道德规范，维护患者的权益。同时，医院也应该加强对医生的职业道德培训和考核，确保医生具备高尚的医德品质。因此，医德是医生最基本的职业素养，是医学人文教育的核心内容。医学教育机构应该加强医德教育，培养具备高尚医德的医生，为患者提供更好的医疗服务。

三是增强职业素养。医学职业是一项高度专业化和充满挑战性的工作，要求医学生具备高度的职业素养。这些素养包括良好的沟通技巧、严谨的工作态度、强烈的责任心等。比如，沟通技巧是医学职业中的一项基本技能。医生需要与患者进行有效的沟通，了解患者的病史和症状，以便做出准确的诊断和治疗。同时，医生还需要与同事、护理人员和其他医疗专业人员进行有效的沟通和协作，以确保患者得到最好的治疗和护理。因此，医学生需要接受良好的沟通技巧训练，包括倾听、表达、解释等技巧。严谨的工作态度是医学职业中的另一项重要素质。医生需要以高度的专业性和严谨性对待每一位患者，确保诊断和治疗方案的准确性和有效性。医务人员需要遵守医疗行业的规范和标准，严格遵守医疗伦理和法律，以确保患者的安全和权益。因此，医学生需要接受严谨的工作态度训练，包括对医疗行业的规范和标准的了解、对医疗伦理和法律的认识等。强烈的责任心是医疗职业中的另一项基本素质。医生需要以患者的健康和福祉为首要任务，尽一切努力为患者提供最好的治疗和护理，因此需要承担起医疗工作的责任，对患者的生命和健康负责。作为医学生，需要接受强烈的责任心训练，包括对患者的关爱和责任感的培养、对医疗工作责任的认识等。医学人文教育是培养医学生职业素养的重要途径之一。通过医学人文教育，医学生可以了解医德的基本原则和规范，树立正确的职业观和价值观；另外，还可以学习如何与患者建立信任和合作关系，如何以患者为中心提供全面的医疗服务，以及如何在医疗工作中保持专业性和道德性。由此可见，医学职业要求医学生具备高度的职业素养，包括良好的沟通技巧、严谨的工作态度、强烈的责任心等。通过医学人文教育，医学生可以了解医德的基本原则和规范，树立正确的职业观和价值观，培养对患者的关爱和责任感。这些素养和能力的培养，对于医学生在未来职业生涯中的发展具有重要意义。

　　四是提高沟通能力。沟通能力作为医生与患者之间的重要桥梁，在医学人文教育中占据着举足轻重的地位。医学人文教育旨在培养医学生的职业素养，使其更好地适应医学职业的要求，为患者提供更优质的医疗服务。首先，沟通能力是医生与患者之间建立信任关系的关键。在医疗过程中，医生需要与患者进行充分的沟通，了解患者的病史、症状、生活习惯等信息，以便做出更准确的诊断。同时，医生还需要向患者解释病情、治疗方案以及可能出现的风险，让患者充分了解自己的病情和治疗方案。在这个过程中，医生的沟通能力直接影响到患者对医生的信任程度，进而影响治疗效果。其次，医学人文教育可以培养医学生的沟通技巧和职业素养。通过医学人文教育，医学生可以学习到如何与患者建立信任关系、如何倾听患者的诉求、如何向患者解释病情和治疗方案等沟通技巧。再次，医学人文教育还可以培养医学生的职业素养，如尊重患者、关心患者、为患者着想等，使医学生在未来的职业生涯中更好地适应医学职业的要求。最后，医学人文教育还可以提高医学生的综合素质。除了沟通技巧和职业素养，医学人文教育还包括伦理学、社会学、心理学等多方面的内容，这些内容可以培养医学生的综合素质，使其在未来的职业生涯中更好地应对各种挑战。

五是拓展知识面。医学人文教育是一个涵盖了医学伦理、医学法律、医学社会学等多方面内容的综合性教育体系。这种教育不仅可以帮助医学生拓展知识面，使他们更好地了解医疗行业和社会背景，还可以培养人员的职业素养和人文精神。在医学伦理方面，医学生需要了解和掌握医学伦理的基本原则和规范，如尊重患者、保护患者隐私、不伤害患者等。同时，还需要了解医疗行业的职业道德和职业操守，如诚实守信、尽职尽责、廉洁自律等。这些原则和规范不仅可以帮助医学生更好地履行医疗职责，还可以提高相关人员的职业素养和人文精神。在医学法律方面，医学生需要了解和掌握医疗行业的法律法规和制度，如国务院制定和颁布的《中华人民共和国执业医师法》《医疗事故处理条例》等。同时，还需要了解医疗纠纷的处理方式和程序，如医疗事故鉴定、医疗纠纷调解等。这些法律法规和制度不仅可以帮助医学生更好地保护患者和自身的合法权益，还可以提高人员的法律意识和法律素养。在医学社会学方面，医学生需要了解和掌握社会学的基本理论和研究方法，如社会结构、社会关系、社会文化等；同时，还需要了解医疗行业的社会背景和社会影响，如医疗资源分配、医疗保障、医患关系等。这些理论和研究方法不仅可以帮助医学生更好地了解社会和医疗行业的发展趋势和规律，还可以提高人员的社会责任感和公共意识。除了以上三方面，医学人文教育还包括了其他方面的内容，如医学心理学、医学史等。这些内容不仅可以帮助医学生更好地了解患者的心理状态和医疗行业的发展历程，还可以提高人员的心理素质和人文素养。在医学人文教育中，提高沟通能力对于建立良好的医患关系、减少医疗纠纷具有重要意义。医学生需要掌握有效的沟通技巧和方法，如倾听、表达、反馈等。同时，还需要了解患者的心理状态和需求，以及医疗行业的职业道德和职业操守。通过有效的沟通，医学生可以更好地了解患者的病情和治疗方案，减少误解和纠纷的发生。总的来说，医学人文教育是一个综合性教育体系，涵盖了医学伦理、医学法律、医学社会学等多方面内容。这种教育不仅可以帮助医学生拓展知识面,更好地了解医疗行业和社会背景,还可以培养他们的职业素养和人文精神。同时,提高沟通能力对于建立良好的医患关系、减少医疗纠纷具有重要意义。因此,应该加强医学人文教育,提高医学生的职业素养和人文精神,为医疗行业的发展做出更大的贡献。

六是提高社会责任感。医学生在未来将承担重要的医疗职责,需要具备强烈的社会责任感。作为未来的医疗工作者,他们将面对各种复杂的医疗情况,需要具备高度的专业知识和技能;同时,还需要具备与患者及其家属沟通的能力,以便更好地了解患者的病情和需求,提供更好的医疗服务。为了提高医学生的沟通能力和水平,许多医学院校开始注重医学人文教育。医学人文教育不仅包括医学知识的学习,还包括对人类价值观、伦理道德、文化背景等方面的了解。通过医学人文教育,医学生可以学习到如何与患者及其家属进行有效沟通,了解患者的心理和社会背景,以便更好地为患者提供医疗服务。医学人文教育还可以帮助医学生了解社会问题,关注公共健康。在医学实践中,医学生需要面对各种社会问题,如贫困、环境污染和公共卫生问题等。通过医学人文教育,医学生可以了解这些问题的根源和影响,并学习如何解决这些问题。这将有助于他们更好地履行医疗职责,提高社会责任感。因此,医学人文教育对于医学生的成长和发展具有重要意义。通过医学人文教育,医学生可以学习到沟通技巧和方法,提高与患者及其家属的沟通能力和水平。同时,还可以充分了解到各种社会问题,从而关注公共健康,提高社会责任感。所以,应该加强对医学生的医学人文教育,为相关人员未来的医疗工作打下坚实的基础。

七是增强伦理意识。伦理意识是医学人文教育的重要组成部分,涉及医学实践中的道德问题和伦理决策。在医学领域,伦理意识的培养对于医生的专业素养和职业操守具有至关重要的意义。首先,伦理意识是医生职业道德的核心。医生作为医疗行业的从业者,他们的行为直接关系到患者的生命和健康。因此,医生必须具备高度的职业道德和伦理意识,以确保在医疗实践中始终以患者为中心,维护患者的权益。其次,伦理意识有助于医生做出正确的伦理决策。在医学实践中,医生常常面临复杂的伦理问题,如患者自主权与医生职责之间的冲突、生命维持与生活质量之间的权衡等。具备伦理意识的医生能够根据医学伦理原则和价值观,权衡各种因素,做出符合患者最佳利益的决策。最后，伦理意识还有助于提高医生的职业素养。医生在医学实践中，需要具备丰富的医学知识和技能，而伦理意识的培养有助于医生在掌握专业知识的同时，更加注重患者的情感、心理和社会需求。这将有助于医生更好地与患者沟通，建立良好的医患关系，提高医疗服务的质量。为了加强医学人文教育中的伦理意识培养，需要采取一系列措施。首先，加强医学伦理学课程的学习，使医生充分了解医学伦理原则和价值观。其次，开展医学伦理实践训练，让医生在模拟情境中体验伦理决策的过程，提高人员的伦理判断能力。最后，还可以通过案例讨论、专题讲座等方式，引导医生深入思考医学实践中的伦理问题。伦理意识是医学人文教育的重要方面，对于医生的职业道德、职业素养和伦理决策能力具有重要意义。因此，应该加强医学人文教育中的伦理意识培养，为医生提供全面的教育和培训，使其能够在医学实践中始终坚守道德底线，为患者提供优质的医疗服务。

医学生对医学人文教育的需求是多方面的，包括培养医德意识、提高沟通能力、增强伦理意识和拓展社会责任感等。为了满足这些需求，需要加强医学人文教育的力度，完善教育内容，改进教育方法，提高教育质量。学校可以组织医学生参加实践活动，如志愿服务、社区调查等，使他们在实践中了解社会问题和公共健康问题，提高社会责任感。与此同时，校园文化对医学生的成长和发展也具有重要影响。学校应注重校园文化建设，营造良好的学术氛围和人文环境。另外，还需要引导医学生积极参与社会实践和公益事业，将所学的人文知识应用到实践中，为构建和谐的医患关系、推动医疗事业的健康发展做出贡献。可以通过举办讲座、展览等活动，提高医学生对医学人文教育的认识和兴趣。学校应加强医学人文教育，提高医学生的职业素养和社会责任感，为未来的医疗事业培养优秀的人才。

第三节　未来医学人文教育的创新和发展

（一）利用人工智能技术提升医学人文教育质量

随着科技的飞速发展，人工智能（AI）正在逐渐渗透到人们生活的各方面。在医学领域，人工智能技术也正在发挥着越来越重要的作用。医学人文教育作为医学领域的重要组成部分，也正在积极探索如何利用人工智能技术提升教育质量。首先，人工智能技术可以为医学人文教育提供更加丰富的教学资源。传统的医学人文教育往往依赖于纸质教材和课堂教学，而人工智能技术可以通过数字化、网络化的方式，将教学资源整合在一起，形成更加全面、系统的教学体系。同时，人工智能技术还可以通过智能推荐、个性化教学等方式，为每个学生提供更加符合其需求的教学内容，改善教学效果。其次，人工智能技术可以为医学人文教育提供更加多样化的教学方式。传统的医学人文教育往往采用讲授、讨论等教学方式，而人工智能技术可以通过虚拟现实、增强现实等技术，为学生提供更加生动、形象的教学体验。例如，通过虚拟现实技术，学生可以身临其境地体验医学实践中的各种情境，提高对医学实践的理解和掌握能力。最后，人工智能技术还可以为医学人文教育提供更加科学的教学评估方式。传统的医学人文教育往往采用考试、作业等评估方式，而人工智能技术可以通过大数据分析、机器学习等技术，对学生的学习情况进行实时监测和评估，为教师提供更加准确、全面的教学反馈。由此可见，人工智能技术在医学人文教育中的应用前景广阔，可以为医学人文教育提供更加丰富、多样、科学的教学方式和教学资源，改善教学效果和学生的学习体验。未来，随着人工智能技术的不断发展，相信它在医学人文教育中的应用将会越来越广泛。

人工智能技术在医学人文教育中的应用，主要体现在三方面。一是个性化教学。在医学人文教育实践中，人工智能技术正在发挥着越来越重要的作用。通过分析学生的学习进度和理解能力，人工智能技术可以提供个性化的教学方案，以满足不同学生的需求。这种个性化教学方案，不仅有助于改善学生的学习效果，还有助于培养学生的自主学习能力和终身学习的意识。首先，人工智能技术可以根据学生的学习进度和理解能力，提供个性化的教学方案。在医学人文教育中，每个学生的学习背景、兴趣爱好和学习能力都不同，因此需要采用不同的教学方法和内容。通过分析学生的学习数据，人工智能可以识别学生的学习需求和薄弱环节。其次，人工智能技术可以提供更加精准的教学内容。在医学人文教育中，涉及的知识点和概念非常多，因此需要采用不同的教学方法和内容。通过分析学生的学习数据，人工智能可以提供更加精准的教学内容。最后，人工智能技术还可以帮助教师更好地了解学生的学习情况。在医学人文教育中，涉及的内容较为繁杂，因此需要采用不同的教学方法。通过分析学生的学习数据，人工智能可以识别学生的学习重难点。因此，人工智能技术可以帮助教师更好地了解学生的学习情况，为教学提供更加科学、客观的依据。

二是智能评估。随着人工智能技术的不断发展，它在医学领域中的应用也越来越广泛。人工智能技术可以对学生的医学人文知识进行智能评估，这是其应用的一个重要方面。医学人文知识是医学领域中不可或缺的一部分，涉及医学伦理、医学法律、医学社会学等多方面。对于医学生来说，掌握这些知识是非常重要的，因为它们不仅能够帮助人员更好地理解医学实践，还能够提高人员的职业素养和人文关怀能力。传统的医学人文知识评估通常是通过考试或论文的形式进行的，但是这些方法存在一些问题。例如，考试可能无法全面评估学生的知识掌握情况，因此，需要一种更加准确、客观、有效的评估方法。人工智能技术可以通过分析学生的学习成果和反馈，快速、准确地评估学生的学习效果。例如，人工智能可以通过分析学生的考试成绩、作业完成情况、课堂表现等多方面的数据，来全面评估学生的学习效果。同时，人工智能还可以根据学生的反馈和表现，为学生提供及时、有效的建议。此外，人工智能技术还可以通过智能分析学生的学习数据，发现学生的学习特点和规律，为教师提供更加精准的教学建议和指导。例如，人工智能可以通过分析学生的学习数据和反馈，发现学生在哪些方面存在不足和需要改进的地方，从而为教师提供更有针对性的教学建议和指导。因此，人工智能技术在医学人文知识评估中的应用，具有很大的潜力和优势，不仅可以提高评估的准确性和客观性，还可以为学生和教师提供更加及时、有效的反馈和建议。未来，随着技术的不断发展，相信人工智能技术在医学领域的应用将会越来越广泛。

三是虚拟实验。人工智能技术可以模拟医学人文教育的实验环境，让学生在虚拟环境中进行实验操作。这种虚拟实验不仅可以降低实验成本，还可以避免实验过程中的风险。随着科技的飞速发展，人工智能技术已经渗透到各个领域，医学人文教育也不例外。人工智能技术可以让学生在虚拟环境中进行实验操作。这种虚拟实验不仅可以降低实验成本，还可以避免实验过程中的风险。首先，人工智能技术可以模拟医学人文教育的实验环境。在传统的医学人文教育中，学生需要通过实地观察和实践来了解医学知识。然而，由于场地、设备、时间等因素的限制，学生往往无法充分体验和实践。而人工智能可以通过虚拟现实技术，模拟出真实的医学人文教育实验环境，让学生在虚拟环境中进行实验操作。这种虚拟实验不仅可以让学生更加深入地了解医学知识，还可以提高学生的学习效率。其次，人工智能技术可以降低实验成本。在传统的医学人文教育中，学校需要购买大量的实验器材和药品，费用往往较高。而人工智能可以通过虚拟现实技术，模拟出真实的实验环境，让学生在虚拟环境中进行实验操作。这种虚拟实验不仅可以节省大量实验器材和药品的费用，还可以避免因实验器材和药品损坏而产生的额外费用。最后，人工智能技术可以避免实验过程中的风险。在传统的医学人文教育中，学生需要面对真实的实验环境和器材，可能会存在一定的风险。而人工智能可以通过虚拟现实技术，模拟出真实的实验环境，让学生在虚拟环境中进行实验操作。这种虚拟实验不仅可以避免因实验器材和药品损坏而产生的风险，还可以避免因学生操作不当而产生的风险。未来，随着人工智能技术的不断发展，相信它在医学人文教育中的应用将会更加广泛和深入。

人工智能技术提升医学人文教育质量的优势是显而易见的。一方面，它可以提高教学效率。人工智能技术可以自动处理和分析大量的教学数据，减轻教师的工作负担，提高教学效率。同时，人工智能技术还可以为学生提供更加丰富、多样化的学习资源，提高学生的学习效率。另一方面，人工智能技术还可以增强学习体验和促进教育公平。人工智能技术可以为学生提供更加个性化、精准的学习体验。通过智能评估和虚拟实验等方式，学生可以更加深入地理解和掌握医学人文知识，改善学习效果。另外，人工智能技术也可以促进教育公平。因为人工智能技术可以打破地域和时间的限制，让更多的学生接触到优质的医学人文教育资源。同时，人工智能技术还可以为教育资源匮乏的地区提供更多的教育机会，促进教育公平。

利用人工智能技术提升医学人文教育质量，是未来医学人文教育发展的重要趋势。通过个性化教学、智能评估和虚拟实验等方式，人工智能技术可以为医学人文教育提供更加高效、精准的教学方式，以及更加丰富、多样化的学习资源。同时，人工智能技术还可以促进教育公平和提高教育质量，为培养更多优秀的医学人才做出贡献。

除了人工智能，在线教育资源也有助于推动医学人文教育的普及。随着科技的进步和互联网的普及，如今教育方式也在不断地发生改变。特别是近年来，在线教育的快速发展为医学人文教育的普及提供了新的可能性。在线教育资源在医学人文教育中的应用比较广泛，比如可以提供丰富的教学内容，包括视频、音频、文本等。这些资源可以帮助学生更深入地理解医学人文知识，提高学习兴趣。同时，在线教育资源允许学生按照自己的节奏和兴趣进行学习，使学习更加个性化。学生可以在任何时间、任何地点学习，打破了时间和空间的限制。另外，在线教育平台通常配备有讨论区、聊天室等功能，方便学生进行交流和讨论。这种互动的教学方式，不仅可以帮助学生解决问题，还可以培养他们的协作和沟通能力。

推动医学人文教育普及时，首先要结合在线教育资源，建立完善的在线医学人文教育课程体系。可以根据医学人文教育的目标和内容，建立完善的在线课程体系，包括基础理论、实践技能、案例分析等模块；鼓励教师和教育机构开发优质的在线教育资源，如微课程、在线讲座、互动游戏等，以吸引学生的兴趣，提升教学效果；提供稳定、高效的在线教育平台，确保学生能够顺利地进行在线学习。同时，要加强对学生学习情况的跟踪和反馈，以便及时调整教学策略；通过各种渠道推广医学人文教育的理念，提高公众对医学人文教育的认识和重视程度。这有助于营造良好的社会氛围，为医学人文教育的普及提供支持。培养一支具备医学人文素养和在线教学能力的师资队伍，是推动医学人文教育普及的关键。可以通过举办培训班、研讨会等活动，提高教师的医学人文素养和在线教学能力。

结合在线教育资源推动医学人文教育的普及，具有非常重要的应用价值和意义。通过建立完善的在线课程体系、开发优质的在线教育资源、加强技术支持、推广医学人文教育的理念以及加强师资队伍建设等措施，可以有效地推动医学人文教育的普及，培养更多具备人文素养的医学人才，为人类的健康事业做出更大的贡献。

（二）创新医学人文教育的内容和形式

创新医学人文教育的内容，可从三方面进行分析。

第一，要强化医德教育。在医学领域，医德不仅是一种职业操守，更是一种人文精神的体现。医生作为救死扶伤的使者，其医德水平直接关系到患者的生命健康和医疗质量。因此，加强医德教育，让医生明白自己的责任和使命，始终以患者为中心，提供优质的医疗服务，是医学教育的重要任务。首先，医德教育应该贯穿于医学教育的全过程。从学生入学开始，就应该注重培养他们的医德意识。通过开设医德课程、举办医德讲座、组织医德实践活动等方式，让学生深入了解医德的重要性，树立正确的职业观和价值观。同时，在临床实践中，应该注重培养学生的医德行为，引导学生在实践中不断磨炼自己的医德品质。其次，医德教育应该注重培养医生的责任感和使命感。医生作为"白衣天使"，其职责是救死扶伤，为患者解除病痛。因此，医生应该时刻保持对患者的关爱和尊重，以患者为中心，提供优质的医疗服务。在医疗实践中，医生应该严格遵守医疗规范，尊重患者的知情权和隐私权，维护患者的合法权益。同时，医生还应该积极参与公益事业，为社会做出贡献，体现医生的使命感和责任感。最后，加强医德教育需要全社会的共同努力。政府应该加大对医疗行业的监管力度，建立健全医疗法规和制度，为医生提供良好的执业环境。同时，医疗机构也应该加强对医生的培训和管理，提高医生的医德水平和职业素养。此外，社会各界也应该加强对医生的关注和支持，为医生提供更多的职业保障和福利待遇。医德是医生的核心素质，是医学人文教育的重中之重。要通过加强医德教育，让医生明白自己的责任和使命，始终以患者为中心，提供优质的医疗服务。只有这样，才能为患者提供更好的医疗保障和服务质量，促进医学事业的健康发展。

第二，可以树立跨学科学习的意识。医学已经进入了一个全新的时代，越来越强调跨学科合作。在这个背景下，医学人文教育的重要性也十分明显。为了更好地适应现代医学的需求，医学人文教育应该增加跨学科知识，如心理学、社会学、伦理学等，以帮助医生更好地理解和解决各种复杂的医疗问题。心理学在医学人文教育中占有重要地位，医生需要了解患者的心理状态，以便更好地诊断和治疗疾病。例如，一些患者可能因为心理压力或焦虑而出现身体不适，这就需要医生具备心理学知识，以便更好地评估患者的病情并制订相应的治疗方案。社会学也对医学人文教育具有重要意义。医生需要了解社会背景和文化因素对疾病的影响，以便更好地理解和解决各种复杂的医疗问题。例如，一些疾病可能受到社会经济、文化、环境等因素的影响，这就需要医生具备社会学知识，以便更好地评估患者的病情并制订相应的治疗方案。伦理学在医学人文教育中同样不可或缺，医生需要遵守职业道德和伦理规范，以确保医疗行为的合法性和道德性。例如，医生需要遵守不伤害、尊重、公正等伦理原则。因此，医学人文教育应该增加跨学科知识，同时注重实践和应用，让医生在实际工作中掌握和应用这些知识，以更好地为患者服务。

第三，可以培养医生的沟通能力。良好的沟通能力是医生不可或缺的素质。通过加强沟通技巧的训练，可以让医生学会如何与患者及其家属进行有效沟通，建立良好的医患关系。培养沟通能力时，可先与患者建立信任关系，这也是沟通的基础。医生应该以诚实、尊重和同情的态度对待患者，并尽可能地了解患者的需求和担忧。倾听是沟通的关键，医生应该积极倾听患者的问题和担忧，并展示出对他们的关注和理解。与此同时，医生还应该使用简洁明了的语言，避免使用过于专业或复杂的术语，以确保患者能够理解。当然，医生应该尊重患者的文化背景和价值观，并尝试以一种患者能够理解的方式进行沟通。医生应该与患者确立共同的目标，并确保患者理解治疗方案和预期结果。此外，医生还需要提供情感支持，帮助患者缓解焦虑和恐惧，增强患者的信心和对医生的信任。医生应该定期评估自己的沟通技巧，并接受反馈，加以改进。同时，也应该鼓励患者提供反馈，以便医生了解患者的需求和期望。总的来说，良好的沟通能力是医学人文教育的重要组成部分，通过建立信任、倾听、清晰表达、尊重文化差异、确立共同目标、提供情感支持、反馈与评估等方式，医生可以培养出良好的沟通能力，更好地与患者进行沟通，以提升治疗效果。

在创新医学人文教育的形式时，可从实践活动、网络教育、案例教学等方面进行思考。如在医学教育中，理论知识的学习无疑是至关重要的，因为它是医学实践的基础。然而，仅仅依靠理论知识的学习是远远不够的。实践能力的培养同样重要，因为它能够帮助医生在实际工作中更好地应用所学知识，提高诊断和治疗技能。为了培养医生的实践能力，组织各种实践活动是非常必要的。其中，模拟诊疗和角色扮演是两种非常有效的方法。模拟诊疗是一种通过模拟真实病例来训练医生诊断和治疗技能的方法。在模拟诊疗中，医生可以模拟患者的症状和体征，然后根据所学知识进行诊断和治疗。这种方法可以帮助医生在实际工作中更好地应对各种复杂病例，提高诊断和治疗效率。角色扮演则是一种通过扮演不同角色来训练医生沟通技巧和团队协作能力的方法。在角色扮演中，医生可以扮演患者、家属、同事等角色，通过模拟不同的场景和情境，来锻炼沟通技巧和团队协作能力。这种方法可以帮助医生在实际工作中更好地与患者和同事沟通，提高医疗质量和效率。除了模拟诊疗和角色扮演，还有许多其他实践活动可以帮助医生培养实践能力，例如，组织临床实习、参加学术会议、参与科研项目等。这些实践活动可以让医生在实际工作中学习和成长，提高自己的专业素养和综合能力。通过组织各种实践活动，可以让医生在实际工作中学习和成长，提高自己的专业素养和综合能力。因此，应该重视实践活动在医学教育中的作用，积极组织各种实践活动，培养优秀的医学人才。

  网络教育以其便捷、灵活的特点，为医生提供了丰富的医学人文教育资源。通过在线课程和学习平台，医生在繁忙的工作之余可以充分利用碎片时间进行学习，能够随时随地进行自我提升。首先，网络教育为医生提供了多样化的学习方式。医生可以根据自己的时间和需求，选择适合自己的课程和学习方式。例如，医生可以在闲暇时间通过在线课程进行学习，或者在工作中利用学习平台进行自我提升。这种多样化的学习方式，使得医生能够更加灵活地安排自己的学习时间，提高学习效率。其次，网络教育为医生提供了丰富的学习资源。在线课程和学习平台涵盖了医学人文的各个方面，包括医学伦理、医学心理学、医学社会学等。医生可以通过这些课程和平台了解医学人文的基本概念和理论，掌握医学人文的基本技能和方法。同时，这些课程和平台还提供了大量的案例和实践经验，帮助医生更好地理解和应用医学人文知识。再次，网络教育还为医生提供了互动和交流的平台。医生可以通过在线课程和学习平台的讨论区、论坛等，与其他医生进行交流和讨论。这种互动和交流可以帮助医生更好地理解和掌握医学人文知识，同时也可以促进医生之间的合作和交流。最后，网络教育为医生提供了持续的学习支持。在线课程和学习平台通常会提供学习计划、学习指导、学习评估等支持服务。这些服务可以帮助医生更好地规划和管理自己的学习过程，优化学习效果。同时，这些服务还可以帮助医生解决学习中遇到的问题和困难，为医生的学习提供持续的支持和帮助。因此，网络教育为医生提供了丰富的医学人文教育资源，使医生能够更加便捷、灵活地进行自我提升和学习。总之，网络教育为医生提供了多样化的学习方式、丰富的学习资源、互动和交流的平台，从而实现持续的学习支持等服务。这些服务和资源将有助于医生更好地掌握医学人文知识，提高医疗水平和职业素养。

案例教学是一种生动、形象的教学方式，可以让医生从实际案例中学习和借鉴经验，通过收集和整理各种真实的医疗案例，用于教学和讨论，并从医德教育、跨学科知识、沟通能力等多方面，进一步丰富教育内容。采用实践活动、网络教育和案例教学等多种形式，可以为医生提供全面、深入的医学人文教育。首先，案例教学可以丰富医学人文教育的内容。传统的医学人文教育往往只注重理论知识的传授，而忽略了实践经验的积累。而案例教学则可以通过引入真实的医疗案例，让医生从实践中学习和掌握医学人文知识。同时，案例教学还可以通过分析案例中的医患关系、医疗伦理、医疗法律等方面的问题，帮助医生更好地理解医学人文知识的内涵和应用。其次，案例教学可以创新医学人文教育的形式。传统的医学人文教育往往采用课堂讲授、讲座等形式，而案例教学则可以通过小组讨论、角色扮演、模拟演练等形式，让医生更加深入地了解和掌握医学人文知识。同时，案例教学还可以利用网络教育等现代化的教学手段，为医生提供更加便捷、高效的学习方式。最后，案例教学可以提高医生的人文素养。通过引入真实的医疗案例，让医生从实践中学习和掌握医学人文知识，可以帮助医生更好地理解患者的需求和心理，提高医德和医术水平。同时，通过小组讨论、角色扮演等形式，可以让医生更加深入地了解和掌握医学人文知识，提高医生的沟通能力和团队协作能力。从医德教育、跨学科知识、沟通能力等多方面丰富教育内容，同时采用实践活动、网络教育和案例教学等多种形式，可以为医生提供全面、深入的医学人文教育。

（三）加强医学人文教育与医学实践的结合

当前，许多医学院校的医学人文教育与实践存在脱节现象。在课程设置上，医学人文课程往往只注重理论教学，缺乏实践环节。此外，一些医学人文课程的内容与医学实践联系不够紧密，导致学生难以将所学知识应用于实践。在实习阶段，相关人员往往只关注医学技能的提升，而忽视了对患者的人文关怀，这导致在未来的职业生涯中难以有效地与患者沟通并建立良好的医患关系。

为了加强医学人文教育与医学实践的结合，首先需要完善课程设置。在课程设置中，应注重理论与实践的结合，提高实践环节的比例。此外，应将医学人文课程与医学实践紧密联系起来，使课程内容更加贴近实际。医学人文课程可以帮助学生更好地理解患者的心理和需求，提高医患沟通能力。因此，应该将医学人文课程与医学实践紧密联系起来，使课程内容更加贴近实际，让学生更好地掌握医患沟通技巧。为了实现这一目标，可以提高实践环节的比例。学校可以安排更多的实验、见习、实习等实践环节，让学生有更多的机会进行实践操作。还可以加强医学人文课程与医学实践的联系。学校可以邀请医生、护士等医疗工作者来授课，分享他们的实际工作经验和案例，让学生更好地了解医疗工作的实际情况。可以增加医患沟通技巧的培训。学校可以开设专门的医患沟通技巧课程，让学生学习如何与患者进行有效的沟通，提高他们的医患沟通能力。

实践教学是促进医学人文教育与医学实践结合的关键环节，是医学教育中的一项重要任务。在实习阶段，医学生需要更加注重对患者的人文关怀，这是医生职业素养的重要组成部分。因此，加强对医学生的引导，提高人员的人文素养和实践能力，也是医学教育中的一项重要任务。为了实现这一目标，可以采取多种措施。首先，可以通过组织学生进行模拟演练来提高他们的沟通技巧和应变能力。在模拟演练中，学生可以模拟各种临床场景，练习与患者沟通的技巧和方法，提高自己的应变能力。这不仅可以帮助学生更好地掌握医学知识，还可以提高他们的人文素养和实践能力。其次，可以通过加强实践教学来提高医学生的实践能力。实践教学是医学教育中的重要环节。可以通过实验、实践、临床实习等方式来加强实践教学。在实验中，学生可以亲身参与实验过程，了解实验原理和方法，加深对医学知识的理解。在实践中，学生可以亲身接触患者，了解患者的病情和需求，提高自己的临床实践能力。在临床实习中，学生可以跟随医生一起工作，学习医生的职业素养和工作方法，提高自己的医学水平和实践能力。最后，还可以通过加强医学人文教育来提高医学生的人文素养。医学人文教育是医学教育中的重要组成部分，可以通过课程设置、讲座、实践活动等方式来加强。在课程设置中，可以增加人文社科类课程，如医学伦理学、医学心理学、医学社会学等，以帮助医学生更好地了解医学领域的人文精神和社会责任。可以邀请医学领域的人文专家开设讲座，分享他们的经验和见解，以帮助医学生更好地了解医学领域的人文精神和价值观念。在实践活动中，可以组织医学生参加志愿服务、社会实践等活动，以帮助他们更好地了解社会和人文精神的重要性。通过加强对医学生的引导和教育，可以帮助其更好地了解医学领域的人文精神和价值观念，进而成为具有高度职业素养和人文精神的医学人才。

优秀的师资力量是促进医学人文教育与医学实践结合的重要保障。医学院校应加强对教师的培训和引进，提高教师的专业素养和教学能力。同时，教师应注重自身的学习和提高，不断更新知识结构，以更好地指导医学生。此外，加强医学人文教育与医学实践的结合，也是提高医学生职业素养、改善医患关系、提升医疗质量的重要途径。通过完善课程设置、加强实践教学、培养师资力量等措施，可以有效地促进医学人文教育与医学实践的结合。为了实现这一目标，医学院校应该完善课程设置，加强实践教学，培养师资力量。首先，完善课程设置是促进医学人文教育与医学实践结合的基础。医学院校应该将医学人文教育纳入课程体系，注重培养医学生的医学人文素质和职业素养。同时，应该增加实践教学的比重，让医学生在实践中学习和掌握医学知识和技能。其次，加强实践教学是促进医学人文教育与医学实践结合的关键。医学院校应该建立完善的实践教学体系，建设实验室、模拟医院、实习基地等，为医学生提供更多的实践机会。同时，应该注重实践教学的质量，加强对实践教学的管理和评估。最后，培养师资力量是医学人文教育与医学实践结合的重要保障。医学院校应该加强对教师的培训和引进，不断提高教师的专业素养和教学能力。同时，教师应该注重自身的学习和提高，不断更新知识结构，以更好地指导医学生。

第四节 未来医学人文教育的实施策略

首先，在未来医学人文教育中，必须确立人文教育的核心地位。这不仅仅是教授知识，更是要培养医生的价值观、道德观和职业精神。因此，在医学教育中，应该将人文教育置于首位，确保所有学生都能接受全面、深入的人文教育。

其次，要强化师资队伍建设。优秀的教师是人文教育的关键，需要培养一支具备深厚人文素养和丰富医学知识的教师队伍。教师不仅需要有丰富的专业知识，还需要有良好的沟通技巧和人文关怀。同时，也需要定期对教师进行培训，使他们能够跟上医学和人文教育的最新发展。

临床实践是医生成长的必经之路，也是人文教育的重要环节。因此，需要在临床实践中融入人文教育，让学生在实践中学习和体验如何理解患者、如何维护医患关系。同时，也需要对临床实践进行人文关怀的评估和反馈，确保学生能够在实践中真正提升自己的人文素养。另外，传统的教学方法不能满足新时期的要求，人文教育更需要的是体验和实践。因此，需要创新教学方法，如案例分析、角色扮演、小组讨论等，让学生通过实践去体验和理解人文精神。同时，也可以利用现代技术，如虚拟现实、人工智能等，为学生提供更真实、更生动的实践场景。

为了确保人文教育的有效实施，还需要建立一套完善的评价体系。这套评价体系不仅需要评价学生的知识掌握情况，更需要评价学生的价值观、道德观和职业精神等方面。同时，也需要定期对评价体系进行更新和优化，以适应医学和人文教育的最新发展。考虑到医学人文教育是一个跨学科的领域，因此还需要医学、人文社科等多个学科的合作。通过打破学科壁垒，加强各学科的合作和交流，可以共同推动医学人文教育的发展。同时，也需要鼓励和支持跨学科的研究和项目，为医学人文教育提供更多的理论和实践支持。

最后，需要营造一个良好的文化氛围，让医学人文精神深入人心。这包括在校园内营造尊重患者、尊重生命、尊重科学的人文氛围，也包括在社会上推广医学人文精神，让更多的人了解和支持医学人文教育。

总的来说，未来医学人文教育的实施，需要从多方面入手，包括确立人文教育的核心地位、强化师资队伍建设、创新教学方法、结合临床实践、建立评价体系、加强跨学科合作、营造良好的文化氛围等。只有这样，才能培养出具备深厚人文素养的医生，从而为患者提供更优质的医疗服务。

第五节 结 论

（一）总结未来医学人文教育的发展前景和挑战

随着科技的飞速发展，医学领域也在不断进步，与此同时，医学人文教育的重要性日益明显。未来，医学人文教育的发展前景广阔，但也面临着诸多挑战。从发展前景来看，随着生物医学模式的转变，未来医学人文教育将更加注重人的全面发展，包括身体、心理、社会和精神等方面。这将有助于培养出更加全面、人性化的医生。医学人文教育将更加注重跨学科合作，包括与心理学、社会学、哲学、历史学等学科的合作。这将有助于培养出具有跨学科视野的医生，更好地应对复杂的医疗问题。未来医学人文教育将更加注重实践与应用，通过案例教学、模拟演练等方式，让医生在实践中掌握人文技能，更好地服务于患者。

从挑战来看，目前，医学人文教育存在资源分配不均的现象，一些地区和学校缺乏必要的教育资源和师资力量，这将对医学人文教育的普及和发展造成一定的影响。一些医学人文课程的内容和方法存在老化、落后的问题，难以适应新时代的需求。未来，需要不断创新和改进教育内容与方法，以适应医学发展的需要。不同国家和地区的社会文化背景存在差异，这将对医学人文教育的普及和发展造成一定的影响。未来，需要充分考虑不同国家和地区的社会文化背景差异，制定相应的教育策略和方案。要通过不断创新和改进教育内容与方法，加强跨学科合作和实践应用，同时充分考虑不同国家和地区的社会文化背景差异，以推动医学人文教育的普及和发展。

（二）对未来医学人文教育的期望和建议

技术的进步并不意味着医学的全部。未来的医学人文教育，应该更加注重培养全面发展的医学人才，包括在专业技能、伦理道德、沟通能力、情感关怀等方面，都能得到全面提升的医生。医学生不仅要掌握医学知识和技能，更要具备人文关怀和情感支持的能力。在医疗实践中，医生不仅要治疗疾病，更要关心患者，理解患者的痛苦和需求，只有这样，才能为患者创造更好的治疗环境，帮助患者更快地康复。关心患者是医学生的基本素质之一，通过关注患者的身体状况，了解患者的病史和症状，可以做出更准确的诊断和治疗。同时，还要关注患者的心理状态，给予情感上的支持和安慰。在面对病患时，需要保持耐心和细心，倾听患者的诉求和意见，让患者充分感受到医务工作者的关心和温暖。而理解患者也是医学生的重要能力之一，通过了解患者的文化背景、生活习惯和价值观，可以更好地理解患者的病情和需求。在医疗实践中，应当尊重患者的意愿和选择，并与其建立信任和合作关系。只有这样，才能更好地为患者提供个性化的治疗方案和服务。同样，为患者创造更好的治疗环境，更是医学生的重要责任。通过关注医疗环境的改善和维护，可以为患者提供舒适、安全、卫生的治疗环境。同时，还要关注医疗技术的创新和发展，为患者提供更先进、更有效的治疗手段。在医疗实践中，要注重与患者的沟通和交流，让患者能够了解治疗方案和效果，增强信心和配合度。

随着患者权利意识的提高，医患沟通技巧在医学人文教育中的地位也日益重要。未来的医学人文教育，应更注重培养医生的沟通技巧，以便能够更好地与患者沟通，理解患者的需求和感受，从而提供更人性化的医疗服务。

医学伦理是医学人文教育的重要组成部分，未来的医学人文教育应更加强化伦理道德教育，让医生明确自己的职责和义务，遵守职业道德规范，始终将患者的利益放在首位。强化伦理道德教育，有助于医生明确自己的职责和义务。医生作为医疗行业的从业者，不仅需要具备专业的医学知识和技能，还需要具备高度的道德责任感和职业操守。通过加强伦理道德教育，医生可以更加清楚地认识到自己的职责和义务，从而更好地为患者提供优质的医疗服务。强化伦理道德教育，也有助于医生遵守职业道德规范。职业道德规范是医学实践中必须遵守的行为准则，涉及患者的权益、医疗质量和医疗安全等方面。通过加强伦理道德教育，医生可以更加深入地了解职业道德规范的内容和要求，从而更好地遵守这些规范，为患者提供更加安全、有效的医疗服务。强化伦理道德教育，更有助于医生始终将患者的利益放在首位。患者的利益是医学实践中的核心问题。通过加强伦理道德教育，医生可以更加深入地了解患者的需求和利益，从而更好地为患者提供人性化的医疗服务，提高患者的满意度和信任度。

未来医学人文教育还可以从增加实践环节、跨学科合作、引入科技手段、建立完善的评价机制等方面入手。未来的医学人文教育应增加实践环节，如社区服务、患者访谈、模拟医疗场景等，让医学生在实践中学习和体验人文精神。医学人文教育不仅仅是医学专业的任务，也需要其他学科的参与。未来，应加强医学与其他学科如社会学、心理学、哲学等的跨学科合作，共同推进医学人文教育的发展。随着科技的发展，医学人文教育也应充分利用科技手段，如虚拟现实、人工智能等，创新教学方式和方法，提升教学效果。为了确保医学人文教育的有效实施，应建立完善的评价机制。这包括对教学效果的评价、对医生人文素养的评价等。通过评价，可以了解教育的效果，及时调整和改进教育方式和方法。总的来说，未来的医学人文教育应以培养全面发展的医学人才为目标，注重医患沟通技巧和伦理道德教育。在实际操作中，可增加实践环节，跨学科合作，引入科技手段，并建立完善的评价机制。

参考文献

［1］邢云利，王珊，孙颖．多学科联合教学在老年医学住院医师规范化培训中的应用探讨［J］．中国医药，2022，17（7）：1092-1094．

［2］张欣彤，韩彦华，车志远．基于医学院校双创背景下专业文化建设的实践进路探讨［J］．中国医药导报，2023，20（16）：75-79．

［3］徐蔓，陈雅婕，黄思慧，等．2000—2022年我国医学临床教学研究文献的可视化分析［J］．现代医院管理，2022，20（5）：56-58，108．

［4］胡颖坤，王毅，李景峰．PBL联合Mini-CEX教学法在本科生临床教学中的实践探索［J］．继续医学教育，2023，37（7）：61-64．

［5］苏芸，谢泽锋，辛岗．模块化医学整合课程融入思政教育的教学探索——以感染与免疫课程为例［J］．高教学刊，2023，9（5）：105-108．

［6］刘行宇，张思佳，吴亚军，等．以临床思维训练为核心的客观结构化考试的探索与讨论［J］．中国继续医学教育，2022，14（6）：147-150．

［7］张少辉，张尧，蔡晓辉，等．情景模拟教学联合视频案例导向教学对急诊住院规培医师岗位胜任力的影响［J］．现代医药卫生，2022，38（20）：3561-3563，3566．

［8］刘长君．"新医科"与"新文科"结合下劳动与社会保障专业培养模式创新［J］．中国继续医学教育，2022，14（5）：20-24．

［9］柳云．我国医学院校医学人文教育教学现状及改进研究［D］．石家庄：河北医科大学，2022．

［10］李茂雪，刘恩言，肖诗梦，等．医患互动体验教学模式在口腔医学临床技能教

育中的应用初探［J］.中华口腔医学研究杂志（电子版），2022，16（6）：382-387.

［11］丁爽，孙静芳，蒋清清，等.《临床血液学检验技术》课程思政融合与实践［J］.继续医学教育，2023，37（7）：13-16.

［12］洪云霞，宋超，叶璟，等.住院医师规范化培训中医学人文教育理论课程建设的探索与实践［J］.中国高等医学教育，2023（8）：141-142.

［13］全祉悦，袁欢欢，柴桦，等.新时代医学人文教育课程体系建设的探索与实践［J］.中国医学人文，2023，9（1）：23-27.

［14］伍艳，王星月，罗凤鸣，等.基于"从游教育"理念的四川省某高校医学研究生班主任工作成效的实证研究［J］.医学与社会，2022，35（2）：105-111.

［15］于芳，徐玉梅.医学人文课程思政与思政课程协同育人的逻辑要求与实践路径［J］.中国卫生事业管理，2022，39（9）：691-694.

［16］章津，陈晔，蒋小梅，等.基于"三全育人"理念的来华医学留学生思想教育"四位一体"模式初探［J］.浙江中医药大学学报，2022，46（2）：211-214.

［17］陈奕汀，罗中华.疫情防控常态化背景下医学人文精神重塑研究［J］.中国医学伦理学，2022，35（10）：1124-1130.

［18］崔瑾，沈存，王红梅.中医住院医师规范化培训的人文教育路径探索［J］.中国卫生人才，2023（1）：33-37.

［19］刘必旺，郝慧琴，张岩波，等."5+3"一体化临床医学人才培养模式的教育教学改革研究［J］.山西中医药大学学报，2022，23（6）：610-613，617.

［20］孙琪，朱丽叶.新医科背景下医学专业大学生人文素质培养路径探讨［J］.佳木斯职业学院学报，2022，38（9）：131-133.

［21］毕灶妹，王丽，童小云，等.安徽某三级医院医护人文关怀能力现状及影响因素分析［J］.安徽医专学报，2022，21（1）：7-10.

［22］郭馥祯，张博源.公益性视角下高等医学院校临床教学基地建设的法治路径［J］.中华医学教育杂志，2022，42（4）：358-361.

［23］陈思源，吉毅.重症医学专科医师规范化培训的现状与展望［J］.中国继续医学教育，2022，14（6）：173-176.

［24］李佩宏，岳学静.创新教育与卓越医学人才培养在科研团队管理中的应用探索［J］.大学教育，2022（9）：264-267.

［25］杨烨，陈海莲，邵情琴，等.思政研究性教学提升住培基地教师育德育人能力探讨［J］.中国毕业后医学教育，2022，6（5）：452-455，459.

［26］代清霞，李黎明.基于SWOT分析的中国医学人文教育现状与发展路径探析［J］.中华医学教育探索杂志，2020，19（5）：507-512.

［27］石海英，朱健强.新时代医学院校大学生素质测评指标体系构建［J］.科教导刊（电子版），2022（7）：118-119.

［28］成利平，常运立.疫情防控背景下强化医患共同体建设探析［J］.中国医学伦理学，2022，35（11）：1246-1249，1255.

［29］宋超，冯蕾，洪云霞，等.基于"新木桶理论"探讨我国医学人文教育的问题及对策［J］.医学教育研究与实践，2022，30（2）：141-144，166.

［30］干文娟.临床病理科住院医师规范化培训教学方法的探索与思考［J］.继续医学教育，2022，36（12）：57-60.